이명이
사라지는순간

난치성 이명의 원인, 진단, 치료에 대한 모든 것

이명이 사라지는 순간

초판 1쇄 인쇄 2021년 10월 12일
초판 6쇄 발행 2024년 5월 29일

지은이 김혜연 이희창

발행인 백유미 조영석

발행처 (주)라온아시아
주소 서울특별시 서초구 방배로180 스파크플러스 3F

등록 2016년 7월 5일 제 2016-000141호
전화 070-7000-8230   **팩스** 070-4754-2473

값 15,000원
ISBN 979-11-91283-92-1 (13510)

라온북은 독자 여러분의 소중한 원고를 기다리고 있습니다. (raonbook@raonasia.co.kr)

이명이
사라지는순간

난치성 이명의 원인, 진단, 치료에 대한 모든 것

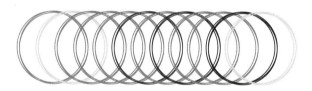

김혜연·이희창 지음

RAON
BOOK

돌아가는 길이라
느릴 것 같지만 더 빠른 길

우리 인생 대부분의 문제는 그 문제 하나만 해결하려고 했을 때는 잘 해결되지 않는다. "어떻게 열매를 크게 맺히게 할 수 있나요?"라는 질문에 대한 정직하고 정확한 답변은 "당장 거름부터 뿌려서 땅을 비옥하게 만드세요"일 것이다. 치료에 관한 것도 마찬가지다. 오래 전부터 문제의 원인이 되는 씨앗들이 누적되어 있다가 어느 순간 발현한 것이 질병이기 때문에 우리 몸이 나무라면 가지와 뿌리, 땅에서부터 그 원인을 찾아서 바꿔줘야 치료할 수 있다.

이명은 영어로 tinnitus인데 딸랑거리거나 종처럼 울린다는 뜻의 라틴어 tinnire에서 유래했다. 역사적으로는 베토벤, 찰스 다윈, 잔다르크, 미켈란젤로 등의 인물들도 이명으로 고생했다는 기록이 남아 있다. 그 정도로 이명의 역사는 오래되었지만 오랜 세월 수많은 학자들의 많은 노력에도 불구하고 이명의 확실한 원인을 알아내지 못했고, 완전한 치료제를 개발하지도 못하고 있다. 상황이 이렇다 보니 환자들은 병원에 와서 귀에서 들리는 이명의 원인이 무엇인지 명쾌한 답변을 듣지 못하는 경우가 대부분이다. 게다가 혈액순환제, 항불안제, 항우울제, 수면제 등을 복용해도 증상이 개선되지 않으니 그로 인해 불안, 우울, 불면이 더 심해지는 혼돈 상태에 빠지기도 한다.

"하필이면 왜 내가 이명이라는 증상으로 고생해야 하나요? 이 소리에서 벗어나려면 어떻게 해야 하나요?" 환자들은 울부짖지만 그에 대한 명확한 해답이 없다. 게다가 환자가 그동안 들어왔던 이야기는 거의 부정적인 말들이 대부분이다.

우리 병원의 진료실과 대기실이 어느 순간부터 이명 환자들로 붐비게 되었는데, 그 후로 환자분들에게 가장 많이 들었던 이야기가 있다. "큰 병원에서도 이명을 친구처럼 여기고 평생 이렇게 살라고 하는데, 수명도 길어진 마당에 도저히 이렇게는 계속 살 수 없다"는 것이다.

그동안 만나본 환자들은 자신을 괴롭히는 이명에서 벗어나기 위해 무엇을 하고, 무엇을 하지 말아야 할지, 식사는 어떻게 해야 하는지, 어떤 약을 먹고 어떤 치료를 받는 것이 가장 효과적인지에 대한 정확한 정보를 구하지 못해서 이비인후과, 정신건강의학과, 한의원, 치과 등을 돌아다녔다. 이 병원에 갔다 저 병원에 갔다 의료 쇼핑을 하거나 인터넷에서 좋다고 하는 영양제들을 잔뜩 사기도 하지만, 효과를 보지 못하고 지친 상태로 오는 경우가 많았다.

눈부시게 발전한 의학이 이명의 치료에 명확한 해답을 제시하지 못하는 이유는 무엇일까? 그 이유는 귀에서 들리는 소리, 이명의 원인이 귀나 뇌만의 문제가 아니라 몸 전체 시스템의 문제이기 때문이다. 점점 더 세분화되고 전문화되는 방향으로 의학이 발전해오다 보니, 이명의 치료 또한 그저 없애야만 하는 소리로 접근해서 증상을 없애기 위한 약물이나 소리에 대한 처방만 존재할 뿐 이명이라는 증상을 앓고 있는 그 사람에 대한 이해가 없었다.

병이 치유되느냐 아니냐의 문제는 처방하는 약이나 영양제의 영향을 받기도 하지만, 전반적으로 환자의 삶과 더 관련이 있다. 부정적인 생각에 사로잡혀 있거나, 누가 뒤에서 잡으러 오는 것처럼 항상 초조하거나, 늘 외롭거나, 갉아먹는 듯한 인간관계 속에서 생활하는 사람이라면 환자 스스로 그러한 삶을 돌아보고 개선할 수 있도록 도와주어야 한다.

인체를 나무라고 했을 때 우리 병원에서 추구하는 기능의학적 치료 방법은 이파리에 증상이 나타났어도 그 원인에 해당하는 줄기와 뿌리, 토양의 환경을 모두 바꾸어주는 것이다. 그래서 환자들은 이명 치료를 받으러 왔는데 위장의 헬리코박터 제균치료제를 처방받거나 해독 식이요법을 처방받고는 당황하기도 한다. 하지만 조금 돌아가는 것 같아도 이렇게 가는 것이 가장 빠른 길이고 바른 길이라는 것을 기능의학 공부를 시작한 후 18년 동안 수없이 봐왔다.

영화 '매트릭스'의 유명한 대사가 있다. "길을 아는 것과 그 길을 걷는 것은 다르다(There is a difference between knowing the path and walking the path)." 이상이 훌륭하다고 해서 결과가 모두 좋은 것은 아니다. 기능의학에 매료되어 치료에 접목하면 할수록 고민되는 것이 있었다. 원인을 찾아서 개선하는 치료를 하다 보니 치료 기간이 길어질 수 있는데, 환자가 완주할 수 있도록 어떻게 도울 것인가 하는 점이었다. 병원에 와서 비싼 기능의학 검사를 했다면 그 값을 해야 하는데 환자 스스로 바뀌고 노력해야 하는 부분이 많다 보니 긴 치료 과정을 마치지 못하는 환자들이 생겨났다.

그래서 우리는 병원의 미션을 이렇게 정했다. "기능의학 치료로 활력 넘치는 신체와 행복한 마음, 명료한 인지 기능을 유지할 수 있도록 솔루션을 제공한다. 이로써 100년 가는 병원 시스템을 만든다." 의사로서 진료를 시작한 지 32년째 들어서고 보니 우리가 안다고 생각하는 것은 극히 미미할 뿐이고 훌륭한 의사와 치료 시스템을 만들기 위해서는 긴 시간 동안 많은 사람들의 수고가 필요하다는 것을 깨닫게 되었다. 환자가 치료의 코스를 완주할 수 있도록 돕는 러닝 메이트들이 곳곳에 있으면 완주의 확률이 올라갈 것이다. 이 책도 완주를 위한 도구의 하나로 쓰일 예정이다.

이 책에서는 이명의 원인을 염증, 호르몬의 불균형, 뇌기능의 불균형, 당독소와 산화독소, 대사 기능의 이상 등 5가지로 분류하고 각각에 해당되는 10가지 설문지를 수록했다. 당신이 이명 환자라면 서장에서 설문지에 충실히 답변한 후 각 항목별로 체크한 개수에 따라 오각형에 점을 찍고 선으로 이어서 나만의 오각형을 그려보자. 아마 개인별로 비중의 차이가 있을 뿐 대부분 5가지 부분에서 크고 작은 문제들을 모두 가지고 있을 것이다. 오각형을 그리고 난 후에는 5가지 항목 중 내가 가장 많은 점수를 보였던 항목에 해당하는 장(step 1~5 중에서)부터 순서대로 읽어보면 좋을 것이다.

각각 5가지 원인에 따른 식사법, 영양제 복용법, 수면 등 생활 건강법을 분류해서 자세히 설명하려고 노력했지만 부족함이 있을 것이다. 부족하거나 개선돼야 할 부분들은 앞으로 유튜브를 통해서 꾸준히 소통하고 이후 개정판에 반영하려고 한다.

길을 아는 것과 그 길을 걷는 것은 달라도 너무 다르다. 우리는 그 길을 걸으면서 많은 치료 경험을 함께 나누려고 한다. 1984년도에 만나 둘이 함께 가정을 이루었다. 처음부터 의도하지 않았음에도 정신건강의학과와 가정의학과를 통합하여 함께 진료를 보게 된 것, 큰딸과 둘째딸이 의사와 한의사의 길을 걷게 된 것에는 우리가 알지 못하는 큰 뜻이 있으리라고 생각한다.

두 딸들에게 사랑과 응원을 보내며, 90세를 넘기시고도 건강을 유지하고 계시는 아버님과 양가 어머님께도 늘 함께 해주시고 응원해주시는 점에 감사와 사랑을 전한다.

김혜연·이희창

차 례

STEP 1

이명은 장의 염증에서 시작된다

STEP 2

대사기능 이상이 이명의 원인이다

이명, 기능의학으로
90% 고칠 수 있다

"삐~", "치지직" 귀에서 소리가 나요

이명은 외부에서 어떤 청각 자극도 없는 상태에서 귀 또는 머리에서 소리를 인지하는 것으로 정의된다. 성인의 21% 정도가 평생한 번 이상은 겪는다고 알려져 있으며, 이명 소리는 다양해서 매미소리, 풀벌레 소리가 들린다는 사람도 있고, 바람 소리, 개울물 소리, 비 오는 소리, 무전기 소리, 팝콘 튀기는 소리, 기관총 소리 등으로 표현되기도 한다. 심한 심리적 충격을 받았거나 조현병이 있을 때 발생하는 환청과는 달라서, 말소리나 노랫소리 같은 의미 있는 소리가 들리는 것이 아니다. '삐이~', '쏴아~', '치지직~ 치지직~' 같은 의미 없는 소리가 간헐적으로 또는 연속해서 들리는 것을 말한다.

사람이 듣는 소리는 간단하게 구분하면 높은 음역대인 고주파와 낮은 음역대인 저주파가 있다. 우리가 듣는 소리는 청각을 수용

| 귀의 해부학적 구조 |

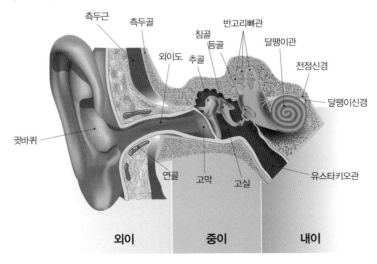

측두근　측두골　침골　반고리뼈관　달팽이관
외이도　추골　등골　전정신경
달팽이신경
귓바퀴
연골　고막　고실　유스타키오관

외이　　**중이**　　**내이**

하는 세포인 유모세포(auditory hair cell)들이 전기신호를 뇌로 보내
서 소리를 인지하는 것이다. 나이가 들면 미각세포가 줄어들어서
맛의 감별 능력이 점차 둔화되듯이, 귀에 있는 유모세포도 나이가
들면 조금씩 파괴되어 노인성 난청이 발생하기도 한다.

　귀는 청각과 평형감각을 담당하는 기관이며, 그림에서처럼 크
게 외이(Outer Ear), 중이(Middle Ear), 내이(Inner Ear)의 세 부위로 분
류된다. 소리 자극이 귀에 도달하면, 우선 귓바퀴에서 소리가 모여
외이도를 통해 이동한다. 외이도의 길이는 평균적으로 2.5~3cm
인데 S자 형태로 휘어져 있어 외부 먼지나 이물질로부터 귀를 보
호한다. 소리가 외이도를 지나면 고막을 진동시키는데, 이로써 소
리가 증폭된다. 증폭된 소리는 중이를 이루고 있는 세 개의 뼈(이소

18

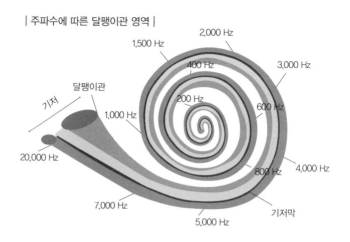

| 주파수에 따른 달팽이관 영역 |

골)인 추골, 침골, 등골을 지나게 된다. 이 세 뼈가 움직이면서 소리는 내이로 전달되는데, 내이로 전달된 소리가 달팽이관을 거칠 때 우리는 비로소 소리를 구별하기 시작한다.

달팽이관은 2.5회전으로 이루어진 나선형 구조이다. 나선의 바깥쪽에서는 고주파 소리를 구분할 수 있는 영역이 존재하며, 나선의 깊은 부분으로 들어갈수록 저주파를 구분하는 영역들이 존재한다. 특정 주파수를 감지할 수 있는 뉴런(신경 세포)들은 서로 가까이에서 함께 집단을 이루고 있다.

달팽이관의 단면을 확대해서 보면 가운데 구역에 유모세포가 보인다. 소리가 달팽이관으로 전달되면 유모세포가 넘어지는데, 이때 유모세포의 부동 섬모(stereocilium)가 움직임으로써 다른 부동 섬모들에 연속적으로 자극을 주게 되고, 이러한 현상으로 인해 유모세포 끝부분의 이온 채널이 열린다. 채널이 열리고 나면 칼륨이

| 달팽이관의 단면 |

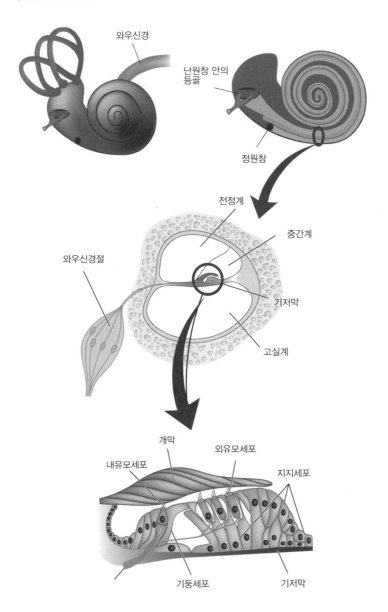

와우신경

난원창 안의 등골

정원창

전정계

와우신경절

중간계

기저막

고실계

개막

내유모세포

외유모세포

지지세포

기둥세포

기저막

20

온이 많이 유입되고, 이로 인해 유모세포 내에 탈분극이 발생한다(전기적 변화가 생긴다). 이로 인해 생긴 신호는 달팽이관 신경절로부터 일차 청각피질까지 전달된다.

구조상 바깥쪽 달팽이관에 있는 유모세포들은 외부에 노출되어 있기 때문에 더 쉽게 손상을 입는다. 바깥쪽 달팽이관의 유모세포가 손상되면, "삐~" 하는 높은 음의 소리가 들린다. 외부 환경에 더 많이 노출되어 쉽게 손상을 입다 보니 이명 환자 중에는 고주파 소리가 들리는 환자들이 더 많다. 반면 나선 모양의 달팽이관 깊숙한 안쪽에 문제가 생기면 TV 소리처럼 "치지직~" 하는 저주파 소리가 들리기도 한다.

현대 의학에서 이명은 질병이 아니라 증상으로 분류된다. 문제는 질병이라고 부르지 않아도 사람이 괴롭다는 것이다. 치료받을 수 있는 곳을 찾기도 쉽지 않기 때문에 더욱 그렇다. 임상 경험상 사람들은 두통보다 이명을 더 괴로워하는 것 같다. 두통, 편두통이라면 약을 구할 수 있고, 약 먹기가 싫으면 한숨 자는 것도 해볼 수 있다. 그런데 이명은 치료약이 정해져 있지 않다. 휴식과 충분한 수면을 권유받곤 하지만, 쉬어도 낫지 않고 소리 때문에 잠을 못 이루는 경우가 많다.

난청이 있어야 이명이 생기는 것은 아니다

"이명 때문에 죽고 싶을 만큼 괴로워요. 안 해본 것 없이 여기저기 좋다는 데는 다 다녔어요. 20군데는 다닌 것 같아요. 이비인후과에 가서 고막주사도 10번은 맞았고 한의원도 3군데는 가본 것 같아요. 귀에 약침도 맞고 한약도 먹었죠. 민간요법 하는 데도 가보고 신경과에 가서 머리 MRI도 찍고 정신과에 가서 약 먹고 그래도 나아지지 않았어요. 죽고 싶은 심정으로 지금까지 살고 있어요."

임상 현장에서 흔히 들을 수 있는 환자 이야기다. 어느 순간부터 우리 병원에 이명을 주요 증상으로 내원하는 환자들이 늘어났는데, 이분들은 대개 한 가지 증상만 가지고 있지는 않았다. 때로는 이명 때문에 내원한 것이 아니라 만성피로, 소화불량, 비만, 피부 트러블을 해결하러 왔는데 문진을 하다 보면 이명도 있다는 분들이 꽤 많았다. 그러다 어느 순간 깨달았다. 이명이란 절대 단독으로 오지 않고, 다른 증상들과 동반해서 오는 것으로 건강의 바로미터와 같다는 것이다.

이명이 생기면 환자들은 처음에 이비인후과에 주로 간다. 그러다가 치료가 잘 안 되면 한의원으로 가기도 하고 신경과나 정신건강의학과에서 약을 처방받아 먹기도 한다. 그래도 영 나아지지 않는 분들이 워낙 많다 보니까 우리 병원에도 이명 환자가 하나둘 늘어나게 됐다. 대개 이명 환자들은 불면증, 피로감, 우울증, 불안감 등을 가지고 있는데, 기능의학적 치료를 받다 보면 대부분은 좋은 효과를 얻을 수 있었다.

우리 병원에서는 기능의학적 접근법으로 몸의 불균형을 찾아내서 정상화시키는 치료법을 쓰고 있는데, 대부분의 이명 환자는 치료가 잘 되고 있다. 이명을 귀의 문제로만 보면 고칠 수가 없지만, 몸의 기능적인 불균형에 의해 발생한 증상으로 보면 치료가 가능하다. 여기에 더해 정신건강의학과 전문의와 가정의학 전문의의 협진으로 신체적인 건강은 물론 정서적인 치료도 병행하니 효과가 좋았다. 이명 환자는 거의 대부분 밤에 잠을 못 자고 불안해하기 때문에 이런 치료가 크게 도움이 된다.

이명에 처방받는 약들은 주로 혈류를 개선하고 귀로 가는 혈액순환을 좋게 하는 약이다. 혈액순환을 방해하는 여러 가지 문제들을 이명의 원인으로 보는 것은 이비인후과든 한의원이든 공통인 것 같다. 귀로 통하는 추골동맥을 둘러싼 근육이 강하게 경직되는 문제도 있을 것이고, 혈관을 통과하는 혈액이 끈적거리는 문제도 있을 것이다. 아니면 그런 근육이나 혈관을 조절하는 자율신경의 불균형 문제도 있을 것이다. 또 거기에 영향을 미치는 여러 가지 호르몬 문제도 있을 것이다. 그동안 임상에서 이런 여러 가지 문제를 동시다발적으로 조절해줬을 때 환자의 이명 증상이 굉장히 극적으로 좋아지는 것을 경험할 수 있었다.

표면으로 나타난 증상만 보고 치료할 것이 아니라 그 뿌리를 찾아서 원인을 같이 해결하다 보면 여러 가지 문제를 동시에 해결할 수 있다. 이명 환자들이 왔을 때 여러 가지 기능의학적 검사를 해보면, 고혈압, 당뇨, 우울증 등의 특정한 질병으로 확진할 수는 없지만 몸의 각 부분들이 심각하게 기능이 떨어져 있는 것을 흔히 발견할 수 있다.

이럴 때 "환자분은 이명에 고맙게 생각해야 합니다. 이렇게 귀에서 왱왱거리지 않았으면 병원에 오지 않았을 거니까요. 검사상 모든 수치가 바닥인 걸 보면, 몸이 살려고 사이렌을 울린 겁니다"라는 이야기를 해준다. 그러면 대부분의 환자들이 이 말에 수긍한다. 검사를 해보면 장내 세균 불균형인 데다가 부신 기능도 떨어져 있고 신경전달물질도 엉망이고 해독 시스템도 잘 돌아가지 않는 사람이 많다. 이럴 때 자신은 인지하지 못하지만 뇌는 위기 상황이라는 걸 감지하기 때문에 살기 위해서 이명이라는 증상으로 시그널을 보낸 것이다. 심지어 이런 환자들 중에는 해마다 VVIP 건강검진을 받지만 정상이라는 진단을 받았다며 허탈해하는 사람도 많다. 아무리 고가라 해도 검진으로는 이런 기능의 이상까지 짚어내지 못한다. 그래서 검진 결과는 정상이라 해도 귀에서는 소리가 나서 환자는 괴로운 것이다.

외부에서 소리가 들어왔을 때 귀에서는 유모세포가 부드럽게 살랑살랑 움직이면서 소리를 전달해줘야 한다. 그런데 나이가 들면 유모세포가 점점 파괴돼서 그 수가 줄어들면서 노인성 난청이 생길 수 있다. 문제는 나이에 비해 청력 손실의 정도가 크지 않은 데도 이명이 들리는 경우가 많다는 것이다. 그리고 나이가 든다고 해서 모두 난청이 발생하는 것도 아니다. 뿐만 아니라 노인이라고 부를 만한 나이가 아닌데도 귀에서 벌레 소리 같은 게 들린다는 환자가 급증하는 것도 문제다. 30대 40대는 물론이고 심지어 10대 20대에서도 찾아볼 수 있는데, 자다가도 소리가 들려서 잠을 제대로 못 자는 경우도 많다. 대화를 할 때 집중하기가 힘들어지고 말 귀를 잘 못 알아듣는 일이 반복되기도 한다. 무엇보다 한창 일할 나이에 업무에 집중할 수가 없어서 자신감이 떨어지고 대인기피 증상까지 생기는 경우도 있으니 참 심각한 문제다.

이명을 유발하는 여러 가지 요인들

이명의 증상과 강도는 상당히 다양해서 한 가지 이상의 소리를 듣는 경우도 흔하다. 최근 보고에 따르면 미국 성인의 25.3%가 이명을 경험했고, 유럽은 5만 명 이상의 설문조사에서 약 20%의 성인이 이명으로 인한 불편감이 있다고 했다. 우리나라의 경우에는 12세 이상의 경우 26% 정도였으며, 60대 이상에서는 33%에 달했다. 이명은 모든 연령층에서 발생할 수 있지만, 젊은 층보다는 노년층에서 흔하다. 이명 환자들은 병원에서 "나이가 들어서 어쩔 수 없다. 평생 그렇게 살아야 한다"라는 이야기를 듣곤 한다.

많은 수의 이명 환자가 소음 노출이나 노인성 난청의 병력이 있다. 소음 등으로 인해 와우(달팽이) 손상이 일어나면 청신경 활성이 줄어들고 이것을 보상하기 위해 불필요한 소리에 대한 억제 작용이 떨어져 이명이 발생한다. 미국에서 군 복무를 마치고 사회로 복귀한 재향군인들 중 많은 사람들이 군 복무 중의 과도한 소음이나 화학적 노출로 인해 이명을 경험한다고 한다. 그들의 건강관리를 위해 이명과 관련해서 국가가 권고한 사항들이 있다. 이들은 이명을 유발하는 요인을 크게 3가지로 봤다. 물리적 유발 요인, 화학적 유발 요인, 스트레스 유발 요인 등이 그것이다.

첫째, 물리적인 유발 요인으로는 총격, 폭발물, 대형 엔진 같은 시끄러운 소리, 과도하게 축적된 귀지, 중이염이나 부비동염으로 인한 울혈, 혈압의 문제 등을 들고 있다. 코나 귀 쪽에 생긴 염증이 이명을 악화시킬 수 있다는 점, 이명은 고혈압이나 저혈압의 징후일 가능성이 있다는 점을 언급하고 있는 것이 주목할 만하다.

둘째, 화학적 유발 요인으로는 일부 약물, 알코올, 니코틴이 함유된 담배 제품, 커피·차·탄산음료·에너지 드링크 등에서 발견되는 카페인, 정제설탕, 소금 등을 들고 있다. 한 연구에 따르면 이명 환자의 84~92%가 고인슐린혈증을 앓고 있다는 수치도 언급하고 있다. 고혈당 수치가 치료되지 않으면 뇌가 소리를 해석하고 제어하는 신경을 손상시켜 이명을 유발할 수 있다는 것이다. 혈당이 오르는 걸 억제하고 이명을 통제하기 위해서 커피에 정제당을 넣어 마시고 과자를 먹는 것 등을 삼가라고 권고하고 있다.

셋째, 스트레스 유발 요인으로 정신적·정서적 긴장, 불안과 우울증, 불면증 등을 들고 있다. 불안, 우울, 불면이 이명을 유발할 수도 있지만, 이명 때문에 불안, 우울, 불면이 생기기도 한다. 악순환이 되풀이되는 것이다. 그리고 불안과 우울증을 치료하기 위해 사용되는 특정 약물이 이명을 악화시킨다는 점도 언급하고 있다. 스트레스 유발을 줄이는 것으로는 규칙적인 운동, 편안한 취미, 심리상담, 명상, 심호흡 등을 권하고 있다.

| 주관적 이명과 객관적 이명 |

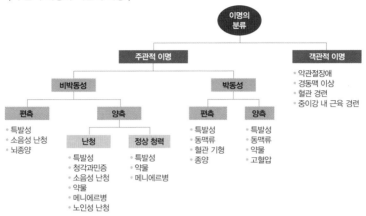

이명은 수면장애, 일의 효율성 저하, 정신적 고통 등을 포함해 삶의 질에 영향을 주는 경우가 흔해서 치료가 시급하지만 잘 낫지 않으니까 '나는 어쩔 수 없나 보다' 하고 참는 사람이 많다. 이명의 병인은 정확하게 밝혀진 바가 없고 경험적으로 예측하는 것이기 때문에 치료도 경험적으로 이루어지고 있다. 그러나 현재는 여러 다양한 경로의 원인들을 추적하는 연구가 진행되고 있어서 증상을 상당한 수준에서 제어할 수 있기 때문에 환자는 평안한 일상생활로 돌아갈 수가 있다.

이명을 치료하기 전에 먼저 개인별 진단을 통해 이명을 분류할 수 있다. 그림에서 보는 것처럼 크게는 객관적 이명과 주관적 이명으로 나눌 수 있다. 객관적 이명은 청진기로 이도(耳道)나 그 주변 구조를 청진하는 동안 의사도 들을 수 있는 소리다. 귀 주변 혈관의 이상, 이소골 근육의 이상, 구개거근의 이상, 악관절(TMJ) 질환

등이 원인이다.

주관적 이명은 객관적 이명보다 훨씬 더 흔하지만, 그 원인은 일부만 밝힐 수 있는 경우가 많다. 발생기전은 몇 가지 가설이 있는데, 다양한 임상을 통한 연구들을 살펴보면 이명의 원인에 대해 서로 다른 여러 메커니즘이 존재할 수 있는 것으로 보인다. 단순히 와우의 기능 저하만으로는 이명을 설명할 수 없고, 뇌신경회로의 비정상적인 연결에 의한 소리로 생각하고 있다. 처음에는 말초청각기관에서 이명이 시작될 수 있지만, 지속적인 주관적 이명은 청각계 신호 없이도 중추신경계의 신경 활성과 관련 있다는 의견이 널리 받아들여지고 있다. 제8 뇌신경(전정와우신경)을 절단하는 것이 주관적 이명을 제거하지 못했다는 보고도 있다는 점을 감안할 때, 여러 수준에서 청각 경로와 비청각 경로를 모두 포함하는 중추 기전이 작동하는 것으로 보인다.

난치성 이명, 5가지 원인을 추적해 치료한다

우리 병원에 이명 환자들이 점차 늘어나면서 알게 된 사실이 있다. 우리 병원에서 다른 질환으로 치료받고 있는 사람들 중에도 알고 보니 이명 증상이 있는 사람들이 많았다는 것이다. 이명이 심한 사람들은 이명을 호소하면서 병원에 오지만, 더 심한 다른 증상이 있는 사람들은 다른 것을 호소하면서 병원에 온다. 이들의 자료를 모으고 분석해 보니, 이명의 원인을 크게 5가지로 분류할 수 있었고 기능의학적 치료에 의해 대부분 호전된다는 것을 알게 되었다.

그래서 이명 환자가 우리 병원에 오면 염증, 호르몬 불균형, 뇌 기능 불균형, 당독소·산화독소, 대사기능 이상 등을 체크하고 그 원인과 치료 방법에 대해 환자와 상담한다. 이 5가지 원인 중에서 어떤 사람은 염증이 심한 비중을 차지하고 어떤 사람은 뇌기능 불균형이 심한 비중을 차지하기도 한다. 대부분의 사람은 이 5가지 원인을 복합적으로 가지고 있지만 각각의 비중은 사람마다 다르다. 따라서 이 5가지를 모두 해결해주면 이명은 대부분 낫는다. 물론 각자 환자에 따라 치료 순서나 치료의 강도는 다르기 때문에 각자의 원인을 찾기 위한 검사와 맞춤치료 계획은 필요하다.

이 책에서 이러한 이명의 5가지 원인을 살펴볼 것이다. 먼저 다음 페이지의 5가지 항목에 대한 설문을 모두 읽어보고 각 항목별로 나는 해당사항이 몇 개나 되는지 세어보자. 그리고 각 항목별 체크된 개수에 따라 오각형에 점을 찍고 선으로 이어서 나만의 오각형을 그려보자.

| 이명을 일으키는 5가지 기능의학적 원인 |

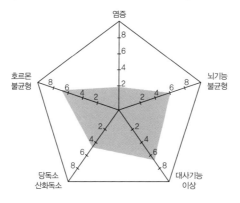

| 염증 |

문항	체크
술을 마시면 몸이 힘들다.	
얼굴이 붉고 눈이 자주 충혈된다.	
기억력이 떨어지거나 감정 변화가 심하다.	
속이 쓰리거나 잘 체한다.	
변비나 설사가 잦고 가스가 차거나 방귀 냄새가 독하다.	
피부에 발진이나 습진, 아토피, 두드러기가 있다.	
관절염이 있거나 관절이 붓거나 통증이 있다.	
무좀이 있다.	
장상피화생, 위축성 위염이 있다.	
빈혈이 있다.	

* 체크한 문항의 개수에 맞게 오각형의 염증 항목에 점을 찍는다.

| 호르몬 불균형 |

문항	체크
쉽게 피곤해지고 일의 능률이 덜 오른다.	
인내심이 줄었다. 사람들이 예전보다 짜증스럽게 느껴진다.	
피부가 건조하고 추위에 약하다.	
탈모가 있거나 눈썹이 가늘어졌다.	
아침에 일어나기가 힘들다.	
저녁 6시 이후에 가장 컨디션이 좋거나 밤 9~10시면 피곤하지만 지겨 하지 않는다.	
성욕이 예전보다 눈에 띄게 줄었다.	
눕거나 앉은 자리에서 갑자기 일어나면 어지럽다.	
알레르기가 생겼거나 전보다 심해졌다.	
(여성일 경우) 생리불순, 생리통, 생리전 증후군이 심하다 / 갱년기 증상이 심하다.	
(남성일 경우) 근육들이 약해진 느낌이 들고 운동을 해도 근육이 생기지 않는다.	

* 체크한 문항의 개수에 맞게 오각형의 호르몬 불균형 항목에 점을 찍는다.

| 뇌기능 불균형 |

문항	체크
미각과 후각이 변했다.	
마음이 울적하고 우울해진다.	
안정적이지 못하고, 불안하고 초조하며 안절부절하다.	
하루 6시간 이상의 충분한 수면을 취하지 못한다.	
한 가지 생각에 집중이 안 되고 산만해진다.	
마음이 느긋하지 못하고 급해지고 쉽게 화나거나 짜증이 난다.	
기억력이 떨어진다.	
멍때리며 혼자 있는 시간을 견디지 못하고, 뭔가를 해야지만 안심이 된다.	
부정적인 생각을 하고, 타인의 말을 듣기보다는 자기 주장을 하는 편이다.	
남을 의식하며 자신의 감정을 표현하지 못하고 참는 편이다.	

* 체크한 문항의 개수에 맞게 오각형의 뇌기능 불균형 항목에 점을 찍는다.

| 당독소·산화독소 |

문항	체크
피부톤이 누렇거나 탁하다 / 검버섯이 늘어난다.	
하루 커피를 4잔 이상 마신다 / 청량음료와 같은 음료를 하루 한 병 이상 마신다.	
피부가 탄력이 없다.	
골절 경험이 있다 / 뼈가 약하다.	
일주일에 소주 2병 반 또는 맥주 10병 또는 막걸리 4병 반 이상 마신다.	
과자 또는 군것질을 좋아한다.	
야채를 안 좋아한다.	
흡연을 한다.	
인스턴트 음식이나 배달 음식을 자주 먹는다.	
과식을 자주 하는 경향이 있다.	

* 체크한 문항의 개수에 맞게 오각형의 당독소·산화독소 항목에 점을 찍는다.

| 대사기능 이상 |

문항	체크
식사 후 단맛이 도는 디저트를 즐긴다 / 술을 마신 날 라면이 당긴다.	
스트레스를 받으면 식욕이 당긴다.	
스트레스를 받았을 때 간식을 먹으면 기분이 안정된다.	
과일을 즐겨먹는다.	
원두커피보다는 설탕 넣은 커피를 즐긴다 / 잡곡밥보다 흰쌀밥을 선호한다.	
식사 후 졸리고 나른한 경우가 종종 있다.	
배가 불러도 입에서 음식이 당겨 음식을 제한하지 못한다.	
부모님 중 한 분 이상 고지혈증, 혈압, 당뇨, 심장병, 동맥경화 등 순환기 질환을 앓고 있거나 앓으신 적이 있다.	
밀가루 음식을 선호하며 일주일에 3회 이상 주식으로 밀가루 음식을 찾는다.	
체중을 감량해도 쉽게 다시 살이 찐다.	

* 체크한 문항의 개수에 맞게 오각형의 대사기능 이상 항목에 점을 찍는다.

예를 들어 염증 7개, 대사기능 이상 5개, 호르몬 불균형 8개, 당화독소·산화독소 5개, 뇌기능 불균형 5개를 체크했다면 다음 그림과 같은 색깔 오각형이 그려진다.

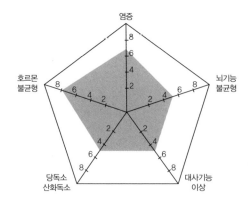

이 그림의 환자는 염증과 호르몬 불균형 문제가 크고, 대사기능 이상, 뇌기능 불균형, 당독소와 산화독소 문제를 어느 정도 가지고 있는 경우다. 치료할 때는 각 개인의 상태에 맞춰 주된 원인이 되는 것들을 우선순위로 해서 치료 순서를 잡아주기도 하고, 기본적인 치료들을 하면서 동시에 중점이 되는 원인에 집중하기도 한다. 염증을 없애고 혈액을 맑게 하고 부신 기능을 정상화하고 호르몬 밸런스를 맞추는 등의 치료를 단계별로 또는 동시에 시행하는 것이다. 여러 가지 원인들을 종합적으로 치료하는 것인데, 개인별로 비중의 차이가 있을 뿐 염증성 경향, 부신 기능 저하 등의 문제들을 조금씩은 안고 있기 때문에 이런 종합적인 치료는 효과가 좋다.

이렇게 원인들이 복합적으로 뭉쳐서 나타나는 증상이 이명이기 때문에 근원지를 찾기도 힘들고 치료도 힘들었던 것이다. 앞으로 복합적으로 이명을 일으키는 5가지 원인과 기능의학적 처방, 그에 따라 환자가 실천해야 할 식이요법과 생활요법에 대해 알아볼 것이다.

기능의학은 어떤 치료법이길래

의학이 발전하고 있는데도 불구하고 만성질환을 앓는 사람들은 계속해서 늘어나고 있다. 현대인의 건강관리 비용 중에 무려 75%가 만성질환의 관리에 쓰인다는 이야기도 들린다. 그러나 현대 의학은 질병이라고 진단받았을 때만 처방하거나 해부학적 변형이 있다고 판단될 때만 시술, 수술 등을 하기 때문에 막연한 증상들이 반복되는 것에 대해서는 증상을 완화시키는 대증요법만 할 뿐이다. 이러한 현실에 대한 보완책으로 기능의학은 발전해 왔다.

기능의학에서는 질병의 원인을 몇 가지 핵심 불균형으로 파악하고 있다. 소화·흡수 기능(assimilation), 세포막에서 근골격계까지 구조적 온전함(structural integrity), 내분비 호르몬·신경전달물질·면역 전달체계(communication), 심혈관계와 림프순환계(transport), 해독 기능(biotransformation), 에너지 조절과 미토콘드리아의 기능(energy), 감염에 대한 면역반응(defense) 등에 불균형이 생기면 몸이 아픈 원인이 된다.

예를 들면 비만은 염증, 호르몬 불균형, 유전, 식사와 운동, 정신적인 요인 등이 상호 작용한 결과이다. 그리고 하나의 불균형에는 많은 질환들이 관련돼 있는데, 예를 들어 염증은 심장 질환, 우울증, 관절염, 암, 당뇨병 등의 원인으로 작용할 수 있다.

20세기까지는 세균에 의한 감염성 질환과 교통사고 같은 상해를 치료하는 의학기술이 급격하게 발전했다. 환자를 치료하는 방식은 약을 처방하거나 수술을 하는 방식이었는데, 이러한 치료 모델은 섭취하는 음식과 생활습관, 환경독소, 스트레스나 인간관계의 단절 등으로 인해 생기는 만성질환을 관리하는 데는 한계점이 있었다. 그래서 질병 중심적인 치료가 아니라 질병을 앓는 환자 개개인에게 맞추는 환자 중심적인 치료 모델이 필요하게 되었다. 인체를 통합적으로 관리할 수 있는 의학이 필요해진 것이다.

내분비

심장　신장-비뇨

소화기　호흡기

간

알레르기

신경

기관 중심적 진단 체계

징후와 증상

기초 임상적 불균형
호르몬, 신경전달물질의 불균형/산화물·항산화능 불균형, 미토콘드리아 이상/
해독, 생화학적 전환과 배설 불균형/면역, 염증 불균형/소화, 흡수와 장내세균 불균형/구조적 불균형

기초 생리적 불균형
세포의 소통/에너지 생성과 전환/폐기물 제거
복제, 복구, 유지, 구조적 완전상태/보호, 전달, 순환

마음과 정신
유전적 성향
경험/태도/건강신념

정신·사회적

운동
상해

식사와 영양
물과 공기

생화학적 이물질
미생물
방사능

환경적 요인

출처: 《기능의학》, 대한기능의학회, 2017.

　우리의 몸을 하나의 싱싱한 나무라고 해보자. 전통 의학에서는 나무의 이파리가 시들어 떨어질 때가 돼서야 나타나는 증상들에 맞춰 신경계, 소화기, 심장, 내분비, 비뇨기, 호흡기, 간, 알레르기 등으로 나누어서 치료한다. 반면에 기능의학적 치료는 이파리가 멀쩡해 보여도 줄기에 해당하는 부분에서 이상 징후가 나타날 때 기둥, 뿌리, 토양을 종합적으로 분석하고 어떤 이상이 있는지 살펴봄으로써 병에 걸리지 않도록 근원적인 조치를 취하는 것이다.

　비유하자면 우리를 둘러싼 환경적 요인을 토양이라고 할 수 있고, 운동이나 식사, 사회정신적인 유대, 마음의 건강은 뿌리에 해

당한다. 그 위의 기둥에 해당하는 것은 세포의 건강, 호르몬과 신경전달물질의 균형, 미토콘드리아의 건강, 면역, 염증의 유무, 장건강 등이다. 기능의학적 치료는 이파리의 이상이 나타나기 전 토양에서부터 줄기까지의 모든 정보를 분석해서 질병을 근본적으로 치료하고, 더 이상 질병이 진행되지 않도록 노력하는 치료다.

그래서 기능의학 치료는 광범위하게 이루어진다. 환자가 겪고 있는 다양한 증상들간의 연결고리를 찾아내고, 환자가 이런 증상들이 생길 수밖에 없게 된 유전적 특질과 생활습관에서 오는 원인들을 알아차리도록 교육한다.

식사요법도 환자의 상태에 따라 항염증 식이, 저탄수화물 식이, 특정 성분을 먹지 않는 제거 식이 등을 처방할 수 있다. 그밖에 수면의 질을 개선하고 스트레스를 관리하는 법, 약물이나 음식중독에서 벗어나게 하는 치료, 운동요법 등이 이루어진다. 기능의학 치료에서는 영양치료가 가장 중요한데, 개인맞춤 영양치료를 하기 위해 다양한 기능의학적 검사를 시행하고 경구용 영양제와 수액치료를 시행한다.

기능의학 검사는 질병의 뿌리를 찾기 위해 꼭 필요한 것이다. 우리 병원 환자들 중에는 당뇨 약을 끊고도 혈당이 정상적으로 조절되는 사람, 혈압약을 끊고도 혈압이 정상적으로 조절되는 사람이 많다. 그게 가능한 이유는 질병의 원인이 되는 뿌리를 찾아서 해결했기 때문이다. 이것을 가능하게 하는 것이 바로 기능의학 검사다.

이런 환자들이 있다. "저희 엄마랑 이모가 당뇨예요. 그런데 아버지랑 큰아버지는 건강하세요. 저는 당뇨에 걸릴까요?" 이런 이야기만 듣고 질병을 예측하기는 어렵다. 사람들은 각자 저마다 어떤 형태로든 각기 다른 영양, 호르몬, 자율신경계 불균형 등을 가지고 있다. 한 군데에 이상이 생기면 그것이 다른 곳까지 영향을 준다. 지금은 딱히 병이 아니어도 그것이 질환으로 발전할 소지가 있으면 찾아내서 교정하려는 노력을 해야 한다.

이렇게 질환으로 이어질 가능성을 찾아내기 위해 기능의학에서는 혈액검사 외에도 소변유기산 검사, 지연성 음식 알레르기 검사, 산화도 검사, 장내 미생물 검사, 유전자 검사, 모발 검사, 타액호르몬 검사, 환경호르몬 검사, 중금속 검사 등을 한다. 의사가 할 일은 이런 검사들 중에 환자마다 어떤 검사가 필요한지 알아내어 시행하고 그 결과를 해석해내는 것이다. 그래야만 각자 가지고 있는 문제점을 알아내고 그에 따른 관리를 할 수 있는 자료를 얻게 된다. 이것은 식이요법, 운동 치료, 영양제 치료, 주사 치료 같은 개인맞춤 처방을 하고 난 뒤 경과 관찰을 위한 자료로도 삼을 수 있다.

이명은
장의 염증에서
시작된다

자가면역질환인데
왜 이명이 왔을까

60세의 한 여성이 자녀들과 함께 내원했다. 그녀가 가장 불편해 하는 증상은 통증이었는데, 10년 가까이 강직성척추염과 포도막염을 앓고 있다고 했다. 자녀들이 유튜브 영상을 보고 우리 병원으로 엄마를 모시고 온 것이었는데, 엄마가 굉장히 예민해서 잠도 잘 못 자고 항상 아프다는 말을 달고 산다고 했다.

사실 이 가족은 흔히 말하는 '걱정이 없는' 집이었다. 아들딸은 남들이 부러워하는 좋은 직업을 가지고 있었고 살림도 풍족한 집이었다. 그런데 엄마가 오랜 기간 아파서 예민하고 까칠해졌고 온 가족은 그 상황에 시달리고 있었다. 게다가 엄마의 통증이나 불면 증상을 잘 모르는 주변인들은 "뭐가 걱정이어서 성격이 그렇게 예민하냐"고 말하기 일쑤였다. 만성질환을 겪는 사람들은 이런 억울한 상황을 흔히 경험한다. 환자가 몸져누워 있는 것이 아닌 이상 남들이 보기에는 이 사람이 얼마나 아프고 고통스러운지 잘 모르기 때문에 그저 성격이 까칠한 사람이라서 그렇다고 치부해버리는 것이다.

염증에서 시작된 자가면역질환

이 환자는 통증이 워낙 심했기 때문에 처음에는 이명에 대해서 스스로 심각하게 여기지 않았다. 하지만 그녀가 불면증에 시달리는 이유는 통증 외에도 귀에서 소리가 나는 이명 증상이 있었다. 통증의 원인은 이 환자가 앓고 있는 강직성척추염과 포도막염이었는데, 두 가지 모두 주요 원인은 자가면역질환이다. 이 환자는 면역억제주사 휴미라를 처방받아서 맞고 있었는데, 기능의학 치료로 통증과 염증반응이 사라져 주사도 끊게 되었다.

이명이든 불면증이든 기능의학적 접근으로 치료하면 효과가 나타난다. 그 증상의 근원이 되는 뿌리를 찾아내기 때문이다. 자가면역질환이 있는 환자들은 음식이 위와 장에서 잘 분해 흡수되지 않는 경향이 있는데, 그러면 소장에서 염증성 반응이 계속해서 생긴다. 자가면역질환이 있는 환자는 기본적으로 염증 수치기 많이 높아서, 그것을 없애는 것부터 치료를 시작한다.

우리 몸에 있는 면역세포의 70~80%는 장에 있다. 입에서 항문까지 이어지는 소화 기관은 외부 물질이 계속 지나다니는 곳이기 때문에 우리 몸을 지키려고 군대가 지키고 있는 것이다. 원래대로라면 면역세포들이 모여 있는 장에서 염증이 해결돼야 하고, 혹시라도 몸속으로 염증성 물질이나 독소들이 흡수되었더라도 간으로 가서 해독이 돼야 한다. 그런데 장 점막에서 이런 과정이 원활하지 않아 자꾸 염증반응이 생기면서 공격을 당하니까 몸이 스스로를 지키기 위해 항체를 만드는 것이다. 이렇게 만들어진 항체가 외부 물질에 대한 공격뿐 아니라 이와 유사한 우리 몸의 정상 기관도 공격하게 되면, 체내에 들어와서는 안 되는 물질에 대한 방어로서가 아니라 자신을 공격하는 자가면역반응이 일어나 질환이 되는 것이다. 이때 자가면역 항체가 관절 조직을 공격하면 강직성척추염이 되고, 눈을 공격하면 포도막염이 된다.

염증을 없애면 이명도 통증도 사라진다

사례의 환자는 치료를 받으며 시간이 조금 지나자 잠도 잘 자게 되었다. 그녀가 앓고 있었던 포도막염은 안구의 바깥막과 속막 사이에 있는 맥락막, 섬모체, 홍채에 염증이 일어나는 질환인데, 시력이 점점 떨어져서 언젠간 실명할지도 모른다는 불안감을 항상 품고 있었다. 게다가 몸이 뻣뻣해지는 강직성척추염도 함께 앓고 있어 여기저기 아픈 통증 때문에 괴로워서 잠을 제대로 이루지 못하곤 했다. 자려고 누웠지만 새벽 2시까지 못 자는 건 예사이고 잠이 들지 못해 결국엔 밤을 꼴딱 새기 일쑤였다.

이런 분들은 뇌파 검사를 하면 각성 상태로 나타난다. 자율신경이 차분하게 진정된 상태여야 잠을 잘 텐데 각성 상태로 있으니 잠이 들 리가 없었다. 치료가 진행되면서 좀 살 만해지고 나서야 그녀는 이명 이야기를 꺼냈다. "저 사실 이명 증상도 있었어요. 귀에서 소리가 들리곤 했는데 그 증상도 없어졌어요"라고 했다. 그녀는 병원 진료 전에 대기실에서 기다리면서 다른 환자들이 이명 이야기를 하는 걸 듣고서야 말을 꺼낸 것이었다.

우리 병원에는 다양한 자가면역질환으로 환자들이 내원하곤 하는데, 그들은 대부분 CRP 수치가 높다. CRP 검사는 혈액 속에 C반응성 단백질(C-Reactive Protein)의 양이 어느 정도 있는지 검사하는 것인데, 이것은 우리 몸에 염증이 생기면 간에서 만들어지는 단백질이다. 몸에 염증이 생기면 이 단백질과 면역세포들이 붙어서 면역반응을 일으킨다. CRP는 염증에 예민하게 반응하는 수치로, 염증이 많은 사람들은 CRP 수치가 정상치의 40배까지 올라가는 사람도 있다.

건강한 사람이 CRP가 올라갔다면 증상으로 발현되지 않더라도 몸속 어딘가에는 염증반응이 일어나고 있다는 뜻이다. 장에 염증이 생겼을 수도 있고 혈관이나 뇌에 염증이 생겼을 수도 있는데, 염증반응이 오래 지속되거나 반복되면 치료가 필요한 상태기 된다.

CRP가 많이 올라갔다면 시간은 걸릴 수도 있지만 항염증 식이를 하면 수치가 떨어지면서 정상화될 수 있다. 보통은 6~7주 간격으로 CRP 수치를 체크하면서 관리한다. 요즘엔 기능의학 검사가 아니어도 건강검진에서 CRP 수치를 검사하는 경우가 많아서 많은 자가면역질환 환자들이 자신의 수치를 알고 있는 경우가 많다. 그러나 일반 병원에서는 여기에 대해 별다른 후속조치를 하지 않기 때문에 치료 효과가 미미한 경우가 대부분이다. 기능의학 병원에서는 CRP 수치를 중요하게 다루기 때문에 이것을 낮추는 치료를 시작한다.

염증성 이명은
저위산증에서 시작된다

암도 고혈압도 조현병도 치매도 만성 염증이 원인이 되는 경우
가 많다. 이명 환자들의 얘기를 들어보면 혈액순환제 등을 복용하
고 좋아졌다가 재발하는 경우가 많다. 그렇게 좋아진 상태가 오래
못 가는 이유는 원인을 없애지 않았기 때문에 염증반응이 계속 일
어나고 있어서 다시 나빠지기 때문이다.

대부분의 염증반응은 우리가 먹는 것을 반복하는 가운데 일어
나는 것이다. 평생 동안 우리는 25~45톤의 음식을 먹는다고 한
다. 그런 많은 양의 음식이 입으로 들어와 항문까지 매일 지나
가는데, 음식이 들어오면 위장에서는 하루 2.5리터 이상의 위산
과 펩신이 분비된다. 위장의 내부는 위산과 펩신에 의해 pH(페하)
2~2.5의 강한 산성을 띠고 있다. pH는 산성이냐 알칼리성이냐를
나타내는 수치로, 7이 중성이고 0~7까지는 산성, 7~14까지는 알
칼리성이다.

이렇게 위산이 강한 산성을 띠는 것은 음식을 분해하고 소독하기 위해서다. 끼니당 대략 800cc 정도의 위산과 펩신이 쫙 분사가 되면 설사 약간 상한 음식을 먹었더라도 소독이 된다. 음식을 꼭꼭 씹어먹는 것이 좋다는 것을 알고는 있지만 매번 음식을 20~30번 꼭꼭 씹어서 삼키는 사람은 많지 않을 것이다. 대충 씹어서 넘긴 음식은 위로 들어왔을 때 강한 산성의 위산과 펩신 덕분에 죽처럼 잘게 분해된 상태로 소장까지 넘어갈 수 있다.

위산이 적으면 장누수로 이어진다

위산과 펩신이 잘 분비되는 사람은 위가 산성의 환경을 잘 유지하기 때문에 음식이 쉽게 부패하지 않는다. 죽처럼 분해된 음식이 소장으로 내려가면 더 잘게 분해되어 우리 몸에 흡수될 준비를 한다. 그런데 음식물이 소장으로 내려가면 담낭과 췌장에서 알칼리성 효소가 나와서 섞이면서 중성의 환경으로 바뀐다. 만약 위산의 분비가 적은 사람이라면 음식물이 덜 분해되면서 덩어리가 있는 채로 소장으로 내려가기도 한다. 이렇게 되면 중성인 데다가 36.5도 체온의 따뜻한 환경에 하루 정도 머물기 때문에 부패하거나 유해균이 섞이기 쉬운 상태가 된다. 그러면 염증반응이 자꾸 생긴다.

위장에서 분비되는 소화효소의 분비량은 공복 혈액검사로 확인할 수 있는데, 안타깝게도 현대인들은 위산이나 펩신의 분비가 부족한 사람들이 의외로 많다. 선천적으로 부족한 사람도 있지만, 예

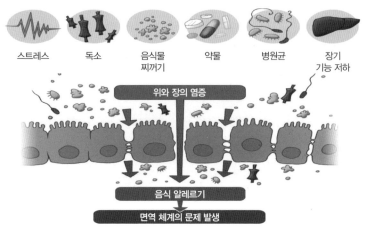

스트레스　　독소　　음식물　　약물　　병원균　　장기
　　　　　　　　　찌꺼기　　　　　　　　　　기능 저하

위와 장의 염증

음식 알레르기

면역 체계의 문제 발생

출처: robertromanelli.com

전보다 음식의 질이 나빠졌고 스트레스가 많은 불규칙적인 생활을 하는 것이 원인으로 꼽힌다. 빨리 간단히 먹기 위해 인스턴트를 자주 먹는다든가 달고 짠 음식들을 많이 먹기 때문이다.

소장의 구조를 자세히 살펴보면 장의 점막들은 융모라고 불리는 수많은 돌기로 이루어져 있다. 그 돌기들을 현미경으로 살펴보면 더 작은 돌기들인 미세융모가 모여 있다. 이 모든 융모를 활싹 펴서 그 면적을 계산하면 한 사람의 장 점막 면적이 테니스 코트의 2배 정도라고 한다. 피부 면적에 비하면 약 200배에 달한다. 사실 장은 우리 몸에서 외부와 접촉하는 면적이 가장 큰 장기인 것이다.

문제는 단단한 조직으로 구성되어 있는 피부와 달리 장의 점막은 아주 부드러운 세포로 되어 있어서 쉽게 손상을 받는다는 것이다. 소장에서 염증반응이 자꾸 생기면 장 점막의 세포가 손상되어 세포와 세포 사이의 단단한 결합이 깨지고 만다. 이것을 '장이 샌다', '누수가 생겼다'고 해서 장누수증후군 또는 새는장증후군(Leaky Gut Syndrome)이라고 부른다.

저위산증이라면 입에서 20번 씹어라

장누수가 생기면 반복되는 염증으로 인해 장에서 생긴 염증성 물질이 몸으로 흡수되어 여러 질병과 증상을 일으킨다. 영양소의 흡수가 원활하지 않아서 만성피로에 시달리기도 하고, 호르몬 불균형 문제가 생겨 자궁근종 수술을 하는 경우도 있다. 빈혈이나 골다공증에 시달리기도 하고 비염이나 아토피, 건선과 같은 질환이 반복적으로 생기기도 한다. 골수에서 백혈구 수치가 반복적으로 낮게 나오는 경우도 있고, 대장에 자꾸 용종이 생기거나, 고혈압, 당뇨, 류머티스 관절염, 갑상선저하증 등의 질병으로 이어지기도 한다.

작게는 여드름이나 알레르기부터 크게는 암까지 몸에 반복되는 염증은 그 원인이 저위산증과 장누수증후군에서 시작되는 경우가 아주 많다. 여기에 대비할 수 있는 가장 쉬운 방법은 위장 내부의 산도가 떨어지는 것을 예방하는 식사법이다.

우선 식사 전 30분부터 식후 1시간 동안은 물을 먹지 않는다. 음식을 먹으면 위산과 펩신은 마치 자동분사 시스템처럼 엄청난

양이 나오는데, 식사 중에는 물을 먹지 않음으로써 산도가 낮아지는 것을 방지하는 것이다.

둘째, 음식이 입에 있을 때 한 입에 20~30번씩 열심히 씹어서 삼킨다. 대충 씹어도 위산이 음식을 녹여주는 능력이 탁월하다면 모르겠지만, 그 능력이 부족하기 때문에 입에서 죽으로 만들어서 삼키라는 것이다.

셋째, 밀가루 음식을 끊는다. 장 점막에서 염증을 만들거나 면역반응을 일으키는 대표적인 음식이 글루텐이 들어 있는 밀가루다. 좋은 것 10개를 먹는 것보다 나쁜 것 1개를 끊는 것이 치료 효과는 훨씬 높다. 이것 하나만 지켜도 염증이 반복되는 이명 환자의 컨디션이 훨씬 좋아질 수 있다.

이명 환자에게
빈혈이 생긴 이유

음식물이 지나가는 위장과 소장의 안쪽은 인체의 내부일까? 아니면 외부일까? 입에서 항문까지 연결된 긴 공간은 음식물이라는 외부 환경이 지나가는 통로로, 우리 몸속에 있지만 인체의 외부로 간주된다. 우리가 섭취한 음식물은 분해된 후 장의 표면을 통해 흡수되고 나서야 신체의 내부로 들어와 우리 몸의 일부가 된다. 음식물에 섞여 있던 농약이나 중금속 이물질은 원래 우리 몸 안으로 들어오지 않고 소변이나 대변으로 배출돼야 하지만, 장누수가 발생하면 이런 것들이 몸의 내부로 들어올 수 있다.

장누수증후군은 현대인 중 의외로 많은 사람들이 안고 있는 문제다. 장벽이 쉽게 투과되면 그야말로 다양한 질병들이 함께 발병하는데, 이명도 그중 하나다. 그래서 장누수증후군은 장의 투과성이 증가되어 생길 수 있는 다양한 증상과 질환을 합해서 말하기도 한다. 소화기계는 면역의 최전방에서 인체를 지키는 가장 큰 면역계이므로, 이 부분이 무너지면 우리 몸 전반의 건강 상태에 빨간불이 켜지는 것이다.

장누수가 생기면 장내 감염은 물론이고 과민성대장증후군, 간 기능 이상, 췌장효소부족증, 크론병, 궤양성 대장염부터 여드름, 알레르기성 질환, 아토피피부염, 습진, 두드러기, 피부의 묘기증, 건선까지 얼핏 보기에는 장과 관련 없어 보이는 질환으로 확대된다. 이런 질환들은 여러 가지가 중첩되어 나타나기도 해서 환자는 이 병원 저 병원 다니느라 바쁜 시간을 보내기도 한다. 다음 체크리스트를 확인해보고 2가지 이상 해당하면 가까운 기능의학 병원

장누수증후군 체크리스트 √

☐ 먹으면 소화가 안 되고 가스가 쉽게 차고 설사를 자주 한다.

☐ 쉬어도 쉬어도 늘 피곤하다.

☐ 이유를 알지 못하는 염증이 자주 생긴다.

☐ 알레르기 질환이 하나둘 발생한다.

☐ 불안하거나 우울하고 주의력결핍장애로 의심받는다.

☐ 피부 발진, 여드름, 습진 등 피부 트러블이 계속 생긴다.

☐ 머리가 하루종일 뿌옇고 깜빡깜빡하며 두통에 시달린다.

☐ 류머티스관절염, 루푸스, 갑상선기능저하증, 갑상선기능항진증, 크론병 등 자가면역질환이 있다.

을 방문하기 바란다. 장누수증후군이 있다면 반드시 장 디톡스 치료를 병행해야 한다.

행복감도 우울감도 장이 결정한다

장누수증후군은 복통, 설사, 기침(천식), 부종을 비롯해 피로, 공격적 행동, 불안, 우울, 권태, 신경 예민까지 유발하며 기억력 상실도 가져오는 등 우리 몸에 매우 지독한 영향을 끼친다. 이런 증상들은 물론 장누수증후군이 아닌 다른 여러 원인에 의해 유발될 수 있지만 그 기저에는 반드시 장누수증후군이 있다.

장은 장 신경 시스템(Enteric Nervous System)이라는 정교한 신경세포들의 네트워크로 뇌와 연결되어 있다. 소장에만 1억 개가 넘는 신경세포들이 존재한다. 예로부터 "복장 터진다", "배알이 꼴린다", "뱃심에서 나온다" 같은 말들을 하는데, 이유 없이 이런 말들이 나온 것이 아니다. 또 행복 호르몬이라고 알려진 세로토닌(Serotonin)의 85~95%가 장에서 만들어지므로, 우리가 느끼는 행복감은 장 덕분이라고 할 수 있다. 그래서 장을 '제2의 뇌'라고 한다.

현대의학에서는 장을 단순히 음식물의 영양소를 흡수하는 기관으로 보고 있어서, 눈에 보이는 궤양이나 종양 등에 대한 치료법에 심혈을 기울인다. 그러나 기능의학에서는 장 점막의 미세한 손상이나 소화효소의 분비 기능 저하도 심각하게 받아들인다. 그 이유는 장은 외부와 접촉해서 1차로 독성물질을 걸러내는 가장 중요한 관문이기 때문이다. 장누수가 생기면 장에서 영양소를 흡수하는 과정에 문제가 생겨 영양소의 불균형을 일으킬 수 있다. 하지만 더 심각한 문제는 장에서 걸러주어야 할 독소들을 걸러내지 못하고 통과시켜서 문제를 일으킬 수 있다는 것이다.

흡수장애가 생기면 철분부터 부족해진다

장누수증후군이 생기면 가장 먼저 영양소의 흡수가 줄어든다. 미세융모의 길이가 줄어들어 영양분을 흡수하는 면적이 줄어들기 때문이다. 소장의 표면을 현미경으로 살펴보면 빗과 같은 모양인데, 건강한 소장 벽은 빗의 돌기가 길고 건강해서 잘 소화된 단백질, 지방, 탄수화물만 통과시켜서 흡수한다. 동시에 잘 소화되지 않은 큰 분자나 세균(박테리아), 이물질의 유입을 막는다. 이것을 소화관 점막층의 장벽 기능(barrier function)이라고 부르는데, 장누수증후군 환자는 이런 기능이 떨어진다.

장에서 영양소 흡수가 잘 안 되면 포도당, 아미노산, 지방산의 흡수가 줄어드는 것도 문제지만, 더 큰 문제는 미세 영양소인 비타민과 미네랄의 흡수가 감소된다는 것이다. 비타민과 미네랄은 3대 영양소가 연소되어 에너지를 낼 때 불쏘시개와 같은 역할을 하고 활성산소를 없애주는 청소부 역할을 한다. 따라서 비타민과 미네랄이 부족하면 에너지를 내는 과정이 원활하지 않아 체중은 늘어나면서 힘이 빠지며 쉽게 지치는 상태가 된다.

흡수장애가 나타나는 대표적인 미네랄은 철분이다. 이명 환자들 중에도 빈혈이 있는 사람들이 많이 있는데, 철분 결핍성 빈혈이 동반된 환자들을 검사해 보면 장누수증후군이 있는 경우가 많다. 그런데 대부분의 환자들이 빈혈이 생긴 이유도 모른 채 철분제만 꾸준히 먹고 있는 것을 흔히 볼 수 있다. 이런 사람들은 철분제를 끊으면 몇 달 뒤 또 빈혈이 생기는 악순환이 반복된다. 그렇게 철분 결핍이 빈번히 발생하는 이유는 장 점막의 손상으로 철분 흡수량이 줄었기 때문이다. 그 외에 각종 미량 원소인 아연, 크롬, 구리, 망간, 붕소, 바나듐 등의 흡수량이 줄어들어 피로, 성욕 감퇴, 우울, 당뇨병 악화 등 다양한 병증으로 이어진다.

염증을 없애면
불안장애가 사라진다

이명은 돌발성 난청과 밀접한 연관이 있는 것으로 설명되어왔다. 돌발성 난청이란 원인을 모르는 난청이 갑자기 발생했다는 뜻이다. 그런데 돌발성이든 아니든 난청이 없는데도 이명이 있는 경우가 있다. 대한이과학회 이명연구회에서 출간한 《이명완치 - 희망을 쏘는 이비인후과 의사들》을 보면 전체 이명 환자의 8~10%는 청력검사에서 정상이었다고 한다.

우리 병원에 오는 이명 환자들도 이비인후과에서는 청력이 정상이라는 이야기를 들은 사람들이 많다. 20대, 30대의 젊은 나이에 청력은 정상으로 진단받았는데 이명이 들리는 경우도 꽤 있다. 50대, 60대 환자 중에도 자기 나이에 비해 청력이 떨어졌다고 볼 수 없다는 진단을 받고 오는 경우가 많다.

사람이 노화되면 모두가 난청이 되고 이명이 되는 것은 아니다. 청력에 딱히 문제가 없는데 이명이 들리는 것은 귀의 문제가 아니라 몸의 다른 부분에 문제가 있다고 봐야 한다.

난청이 없다면 이명은 스트레스성이다?

난청이 없는 이명 환자의 경우에 항불안제나 항우울제 약물을 복용하는 경우가 많은 것 같은데, 실제로 내원한 환자 중에서는 환청이 들리는 조현병의 치료 약물을 처방받아 복용하고 있는 경우도 가끔 볼 수 있었다. 이명 환자는 불안 증세나 우울증, 공황장애, 브레인 포그 등의 증상을 함께 겪고 있는 사람들이 많이 있다. 잠도 잘 못 자고 영양 흡수가 잘 안 돼서 힘도 없으니 사람이 우울해지는 건 어찌 보면 당연한 수순이다.

병원에서 신경과민에 대한 안정제를 처방하는 이유는 귀에서 뇌로 전달되는 신호가 과도한 것으로 보고 그 신경이 안정되도록 유도하는 것이다. 가끔은 약을 먹어서 신호의 강도가 줄어드는 효과를 보는 사람도 일부 있다. 그러나 이것이 일시적인 효과에 그치거나 몸에 다른 원인이 있어서 생긴 이명일 경우에는 효과가 없는 것이 문제다. 이명을 오래 앓고 있는 환자들은 항우울제, 신경안정제, 혈액순환제 등을 먹어도 치료가 안 된다며 괴로워한다.

또한 약물을 복용할 경우 우리가 원하는 효과뿐만 아니라 그 약물이 흡수되어 나타나는 전신작용 때문에 졸림, 입마름, 배뇨의 어려움, 체중 증가 등의 부작용이 생길 수 있다.

기능의학적으로는 이런 신경안정제 종류의 약을 먹지 않고도 치료가 가능하다. 우리가 스트레스에 노출되면 대뇌의 편도체가 자극을 받아들여 스트레스 호르몬을 관리하는 뇌하수체에 신호를 전달한다. 뇌하수체호르몬은 부신의 호르몬이라든지 갑상선호르몬 등 다양한 호르몬들의 분비에 관여하는데, 이 과정이 잘못돼서 호르몬 체계에 문제가 생기면 질환으로 발현될 수 있다. 스트레스가 반복될 때 뇌에 염증이 생기고 우울증이나 불안장애가 일어날 수 있다는 논문들이 최근 발표되고 있다. 이명의 치료는 이 염증을 제거하는 것에서 시작해야 한다.

우리 병원에서는 정신건강의학과 전문의와 기능의학 전문의가 협진을 하기 때문에 장의 염증뿐 아니라 다양한 원인에 대한 전방위적인 치료를 개인에 맞춰 할 수 있다. 몸의 상태를 돌보면서 정서적인 문제가 있는 환자들이 더 관심을 가지고 치료에 임할 수 있도록 돕고 있다.

장내 환경을 나쁘게 하는 음식부터 끊어라

이명에 따라오는 불안장애는 뇌의 염증으로 유발되는데 그 시작은 장이다. 장에 염증이 많아지면 세로토닌, 도파민 등 신경전달물질을 만들어내는 경로가 차단되고, 염증반응이 있을 때 돌아가는 부수적인 경로가 활성화된다. 세로토닌, 도파민 같은 물질이 아닌 다른 것들이 만들어지는 것이다. 이것은 뇌의 염증반응을 악화시키고, 불안증, 우울증 같은 정신과적인 증상을 유발한다.

이명 환자들이 우울하고 자주 짜증을 내는 건 성격 때문이 아니다. 먹는 것으로 인해 발생하는 장의 문제인 것이다. 어느 군인의 사례가 있다. 부대에서 관심사병으로 분류되었다는 그에게 유튜브 영상을 보여주었다. 행복 호르몬인 세로토닌에 대해 이야기하는 영상이었다. 반 친구들은 다 운동장에서 즐겁게 뛰어노는데 한 아이가 혼자서 무릎에 얼굴을 파묻고 앉아 있는 사진이 나왔다. "어릴 때 이러지 않았나요?" 했더니, 관심 없다는 듯 내 말을 듣지 않던 환자가 슥 다가와 앉았다.

어릴 때부터 그는 소화가 안 되고 장내 환경이 안 좋다 보니까 늘상 비리비리했다. 운동장에서 몸싸움을 해야 하는 운동은 잘 하지 못했다. 힘이 없으니까 늘 밀렸고 몸을 부딪치면서 활발하게 노는 남자아이의 모습과는 거리가 멀었던 것이다. 그리고 마음은 항상 우울했다. 집안에서도 마음을 터놓을 사람은 없었다. 아버지는 그를 이해하지 못했고, '내 자식인데 쟤가 왜 저렇지' 하는 마음을 티내곤 했다. 반면 남동생은 활발하고 힘도 좋았다. 그러니 집에서 동생과의 경쟁 관계에서도 밀렸다. 동생은 아버지를 닮았고 자신은 엄마를 닮았다는 소리를 듣곤 했다. 성인이 되고 군대를 갔는데, 거기서도 역시 우울한 상태였고 자살을 시도한 적도 있다고 한다.

사실 이런 환자들은 정신과 상담치료에도 집중을 잘 하지 못한다. 그래서 몸의 문제로 방향을 틀어서 접근하면서 상담을 겸하면 본인 스스로 개선할 수 있는 의지가 생긴다.

이명의 원인 중 하나는 염증이고, 그 염증을 치료하기 위해 기능의학에서는 가장 기본적인 치료로 장 디톡스를 한다. 가장 우선적으로 시행해야 할 것은, 장내 환경을 악화시키는 음식을 중단하고 장내 유해균을 제거하는 것이다. 항생제를 먹어서 제균해버리는 식의 치료가 아니라 병증을 일으키는 요인을 먼저 없애버리는 것이 중요하다. 장 문제로 에너지 효율성이 좋지 않으면 몸에 힘이 없어서 자꾸 단것을 먹게 되는데, 그러면 염증은 더 심해지는 환경이 된다. 그 고리를 먼저 끊어내야 한다.

또 사람에 따라서는 특정 음식이 지연성 알레르기를 일으키는 경우도 있다. 이것을 찾아내서 끊어주면 염증 제거와 이명 치료에 큰 효과를 볼 수 있다. 지연성 알레르기는 하루 전에 또는 몇 시간 전에 먹었던 음식 때문에 두드러기 같은 증상이 바로 나타나는 것이 아니라, 일주일 전 또는 한 달 전에 먹었던 음식이 컨디션을 나쁘게 하는 일종의 면역반응이다. 그런 음식을 찾아내 줄여주어야 한다. 이런 '빼기' 전략을 동시다발적으로 진행하면 염증이 진정된다. 이런 치료는 자가면역질환 환자가 면역억제주사를 안 맞아도 될 정도로 호전 효과를 보인다.

식이요법을 할 때는 자신에게 지연성 알레르기를 일으키는 음식을 찾아내 끊어주면 좋아진다. 잘 지키면 좋아졌다가 안 맞는 음식을 다시 마구 먹으면 또 나빠지기도 하는데, 심해졌다 가라앉았다 반복하는 과정 속에서 자기 몸을 이해하고 스스로 컨디션을 유지할 수 있도록 관리하는 법을 익혀야 한다.

장내 유해균이 혈관을
딱딱하게 만든다

병원에 내원하는 수많은 이명 환자들은 대부분 혈액순환제를 먹고 있다. 병원에서는 은행잎추출물이나 혈액순환제를 처방하고, 한의원으로 가면 혈류를 개선하는 침 치료를 한다. 이명 환자들의 대부분은 혈액순환이 안 되기 때문이다.

기능의학 검사에는 염증 수치(CRP)와 혈관산화도를 체크하는 것이 포함돼 있다. 혈관이 산화된다는 것은 혈관이 녹슨다는 뜻인데, 혈액검사를 통해서 어느 정도 심각한지 체크할 수 있다. 이명 환자들은 대체로 혈관 내에 뭔가 덕지덕지 붙어 있는 상태이기 때문에 혈관이 좁다. 이렇게 혈관에 축적되는 것들은 위나 장에서 시작된 염증의 결과라고 할 수 있다.

장에서 염증성 물질은 간으로 보내져 해독되어 대소변으로 배출돼야 하는데, 이것이 해결되지 못하고 몸속으로 침투하면 혈액에 섞여 혈관 속을 흘러다닌다. 이게 쌓이면 혈관이 딱딱해지기도 하고 무엇보다 혈관 속을 흐르는 피가 끈적끈적해진다. 이것은 노폐물이 많다는 뜻인데, 혈액검사를 해보면 당, 콜레스테롤, 중성지방이 높은 사람이 부지기수다. 그러나 현 의료체계가 이명 치료는 이비인후과, 불면증이나 불안은 정신건강의학과, 고지혈증은 내과에서 치료해야 한다는 게 공식처럼 되어 있다. 이 때문에 환자들은 자기가 가지고 있는 증상들의 연결고리를 알기가 어렵고, 원인을 찾아 체계적인 치료를 하기보다 각각의 증상에 대한 단편적인 치료만을 받게 된다. 그래서 이명의 치료 효율이 떨어지고 증상이 좋아졌다 해도 악화와 호전을 반복하게 되는 것이다.

이명 환자에게 혈액순환제를 처방하는 이유

이명 환자는 혈액을 맑게, 혈관을 잘 통과하게 하는 것이 우선 과제다. 그러려면 몸 안의 염증부터 없애야 한다. 혈액순환제를 먹는 것만으로는 여기에 대한 근본적인 치료를 하지 못한다. 옛날에는 상처가 붓고 빨갛게 되고 곪는 걸 염증이라고 했지만, 요즘에는 고혈압도 염증, 당뇨도 염증, 암도 대사 질환이며 염증이라고 설명한다. 이런 염증성 질환을 고치려면 염증이 생기는 원인을 찾아서 그걸 개선해야 한다.

이명 환자들이 염증 수치가 높은 것이 확인되면 맞춤형 소화효소제, 프로바이오틱스 등 장내환경 개선을 위한 처방을 하고, 염증을 없애는 식사법을 권한다. 식이습관을 잘 따라와준 환자들은 한 달 반쯤 뒤에 다시 검사하면 대부분 정상화된 걸 확인할 수 있다. 장내 염증이 사라지고 고지혈증 등이 해결되면서 이명 치료의 첫 번째 문을 열게 되는 것이다.

장의 역할은 영양분을 흡수하고, 나쁜 물질들로부터 방어하는 것이다. 장의 기능이 떨어져 영양 불균형이 생기면 미네랄이 부족해진다. 미네랄 불균형으로 몸이 산성화되면, 산성화를 해결하기 위해 우리 몸에서 가장 많은 면적을 차지하는 뼈에서 칼슘이 빠져나온다. 빠져나온 칼슘은 근육과 장기, 혈관 등에 침착하는데 이것이 혈관의 석회화를 일으켜 딱딱하게 만들기 때문에 혈관 탄력성이 떨어진다. 뿐만 아니라 혈관을 지나는 염증성 물질이나 콜레스테롤, 중성지방이 자꾸 쌓여서 혈관이 점점 좁아지는 것이다.

이런 과정으로 뼈는 골다공증 상태가 되기도 하고, 혈관은 죽상동맥경화증이 되기도 한다. 혈관의 탄력이 약해지면서 순환이 안 되는 것이다. 또 칼슘이 근육에 쌓여 석회화되면 근육의 질이 나빠져서 어깨나 특정 근육이 딱딱해지고 통증이 생긴다. 뼈마디가 아프다는 사람은 장의 상태가 안 좋아서 관절 조직에 염증이 생기기 때문이다.

그렇게 보면 모든 질병은 음식에서부터 시작된다. 음식이 소화되는 과정에서 위에 문제가 생기면 소화불량, 장에 문제가 생기면 장누수 등으로 인해 염증성 질환이 나타난다. 장과 연결되어 있는 뇌에 염증이 생기면 공황장애 등의 문제를 일으키기도 한다. 장의 문제가 해결되지 않은 채 뼈가 약해지고 주위 조직에 염증이 생기면 척추염 등을 만들며, 혈관과 혈액의 질을 떨어뜨려 당뇨 등 관련 질병을 만들기도 한다.

장내 유익균이 좋아하는 식사법

우리 몸에서 공생하고 있는 미생물을 마이크로바이옴(microbiome)이라고 부른다. 그리고 장내에서 마이크로바이옴의 균형이 깨진 상태를 디스바이오시스(dysbiosis)라고 한다.

보통의 건강한 한국인은 장내 세균을 150~250종 정도 가지고 있다. 그런데 장내 세균의 종류가 너무 적거나 장내 세균들의 균형이 깨져 소수로 존재하던 일부 미생물이 비정상적으로 증가해 종의 분포가 한쪽으로 치우치면 문제가 발생한다. 건강한 성인에게 중요한 장내 세균은 짧은사슬 지방산(Butyric acid)을 만들어내는 세균들인데, 이런 세균들이 줄어들면 그만큼 유해균들의 숫자가 늘어날 수 있다. 흔히 장 건강을 관리하는 데 가장 중요한 것이 락토바실루스나 비피도박테리움류의 프로바이오틱스(일명 유산균)를 먹는 것이라고 생각한다. 그런데 건상을 위해 정말 잘 관리해야 하는 균은 짧은사슬 지방산을 만들어내는 균들이다.

짧은사슬 지방산은 장 점막을 보호하고 염증을 억제하는 기능을 하는데, 이것을 만드는 유익균이 줄고 유해균이 늘면 장벽이 뚫리는 장누수증후군이 발생해 내독소가 혈액으로 유입된다. 이러면 장의 염증이 전신의 염증으로 확대되는 것이다.

설탕과 같은 단순당, 밀가루, 흰쌀밥 등의 정제된 전분류, 가공식품, 패스트푸드 등으로 식사를 때우는 습관은 장내 유해균이 자랄 수 있는 환경을 만든다. 장내에서 살고 있는 유익균들이 먹을게 없는 식단이기 때문이다. 장내 미생물을 살리는 식사법을 실천하기 위해서는 매일 먹고 있는 식사부터 점검하는 것이 중요한데, 식사일기를 쓰는 것이 직접적인 도움이 된다.

식사일기를 쓰는 것은 잘못된 식습관을 찾아내는 데 효과적인 방법이다. 머릿속에서는 자신이 균형 잡힌 식단을 골고루 제때 잘 먹고 있다고 생각하고 있지만, 실제로는 그렇지 않은 경우가 참 많다. 탄수화물, 단백질, 지방을 어느 정도나 먹었는지 파악할 수도 있고, 자기도 모르게 편식하거나 과식하고 있는 것을 알아낼 수도 있다. 또 잘못 알고 있는 건강상식을 찾아내는 데도 유용하다.

Check _ 인바디로 이명의 원인을 알 수 있다

체성분을 측정하는 인바디 검사를 해본 사람이 많을 것이다. 대부분의 사람들은 인바디 검사 결과지를 들고 얼마나 살이 쪘는지 살이 빠졌는지 근육량과 체지방을 체크하는 정도에 그친다. 그런데 인바디 결과지를 보면 우리 몸의 건강 상태가 어떤지 생각보다 많은 것을 알 수 있다.

체수분: 근육 조직의 72%는 체수분이 차지한다. 따라서 체수분량이 적다면 근육량이 부족한 건 아닌지 의심해볼 수 있다. 이명 환자가 근육량이 떨어지면 단백질 분해효소가 부족하고 단백질 분해능력이 떨어진 것으로 분석한다.

제지방: 전체 체중에서 지방을 제외한 수치로, 체지방과는 다르다. 체수분, 단백질, 무기질의 합계이며 기초대사량을 측정할 때 기준이 된다.

무기질: 무기질의 대부분은 칼슘과 인이 치지하기 때문에 무기질 양이 낮다면 골밀도 검사를 받아보는 것이 좋다. 굶고 다이어트를 하다가 이 수치가 떨어지는 사람들이 꽤 있다. 골밀도를 보는 T-스코어가 떨어진 남성이라면 장의 흡수능력이 떨어진다고 추정할 수 있다.

내장지방 단면적(또는 내장지방 레벨): 우리 몸의 체지방은 피하지방과 내장지방으로 나눌 수 있다. 피하지방은 뱃살을 잡았을 때 만져지는 지방이고, 내장지방은 복강 안에 들어 있다. 인바디 상에서도 피하지방과 내장지방을 알 수 있는데, 인바디 기계의 종류에 따라 내장지방 단면적으로 나오거나 내장지방 레벨로 나온다. 내장지방 레벨은 내장지방 단면적을 10으로 나눈 값을 소수점 내림 형식으로 레벨화한 것이다. 1~20레벨까지 있으며 10까지 표준으로 잡는다. 내장지방 단면적은 100㎠, 내장지방 레벨은 10레벨이 넘어가면 내장지방이 많은 것이다. 내장지방이 많은 사람은 인슐린 분비가 높고 당 섭취가 많은 대사이상형 비만이다. 이들은 식이 처방이 반드시 필요하다. 반면 피하지방형 비만이면 대부분 부신 기능이 떨어져 있을 것이다.

세포외수분비: 전체 체수분 중 세포외수분비가 차지하는 비중을 계산한 것이 부종 지수다. 수분은 세포 안에 있어야 하는데 세포와 세포 사이에 수분이 많으면 부종이 생긴다. 부종이 있는 사람들은 염증과 순환에 문제가 있는 사람이다. 근육량이 적은 사람 중에도 부종지수가 올라간 사람이 많은데, 스스로 부종이 있는 것을 잘 인지하지 못한다. 그들은 밤에 양말을 벗은 후에도 양말 자국이 오래 가는 특징이 있다. 이런 사람은 물을 잘 안 마시는 경향이 있어서 체수분량을 함께 보면서 탈수는 없는지 체크하는 것이 좋다. 또 부종이 있으면 독소가 있는지 추가로 검사해보는 것이 좋다.

위상각: 세포를 구성하는 막은 지방층인데, 세포막으로부터 발생하는 저항을 각도로 표현한 값이다. 이것으로 에너지 상태는 괜찮은지, 세포막은 건강한지 알 수 있다. 세포막은 말랑말랑하고 투과성이 좋은 상태가 건강한 상태인데, 포화지방을 많이 먹거나 산화독소가 세포의 지방층 사이에 쌓이면 세포벽이 딱딱해진다. 그러면 세포 안의 미토콘드리아에서 에너지 대사가 원활하게 이뤄지지 않는다. 나이, 영양 부족, 성별, 염증(CRP), BMI(근육량) 등이 영향을 미친다. 위상각은 인바디 기계의 모델에 따라 있을 수도 없을 수도 있다.

대사기능 이상이
이명의
원인이다

고혈당, 고지혈, 고혈압이 이명으로 이어진다

이명 증상이 괴로워서 병원에 가는 환자들은 대개 혈액순환이 좋아지는 약을 처방받아 먹고 있다. 모든 병원에서 모든 의사가 처방하는 것이 혈액순환제와 은행잎추출물이다. 우리 병원에 왔던 환자들뿐 아니라 이 책을 보고 있는 이명 환자들도 혈액순환제를 먹고 있을 것이다. 이것은 귀로 가는 혈관의 피가 잘 통해야 이명이 좋아진다는 것에 누구나 동의하고 있다는 뜻이다.

모두들 혈액순환이 문제라고 인식하고 있다면 피가 잘 흐르는 데에만 신경쓸 것이 아니라, 혈관 속을 흐르는 피가 염증이나 노폐물 없이 맑아지도록 신경써야 한다. 많은 사람들이 매년 건강검진을 하고 있으며, 어딘가 몸이 아프면 이상이 있는지 확인하기 위해 혈액검사를 하곤 한다. 그런데 이명 치료를 위해서 혈류를 개선하고 싶다면 혈관 속을 흐르는 혈액의 질에 관심을 가져야 한다. 물이 깨끗하지 않은데 수도관이 깨끗할 리가 없지 않은가.

대동맥, 대정맥 같은 큰 혈관은 크기가 커서 웬만해서는 막히는 경우가 없다. 그렇지만 작은 모세혈관은 머리카락보다 훨씬 가늘어서 아주 좁다. 우리 몸의 혈관 중 95%가 이런 모세혈관으로 이뤄져 있어서 혈액이 끈적끈적해지면 순환에 어려움이 생긴다. 따라서 혈류가 좋아진다는 건 곧 혈액이 맑아져야 가능한 일이다.

"7년 된 이명이 3달 지나자 좋아지기 시작했어요"

대부분의 이명 환자들이 귀 자체에만 집중 치료를 받지만, 자세히 알아보면 많은 환자들이 이런저런 오래된 증상들과 질병을 동반해서 가지고 있다. 그런 분들의 혈액검사나 여러 가지 기능의학적 검사 결과를 보면 고혈당, 고지혈, 고혈압 같은 혈액 관련 문제가 있는 경우가 아주 많다. 당시 47세였던 서빈 씨(가명)의 경우도 마찬가지였다.

그는 어느 날 자다가 갑자기 왼쪽에서 '찡-' 하는 금속음이 들렸다고 한다. 그후로 자다가도 소리가 나서 깨는 증상이 반복됐고 수면의 질이 나빠지다 보니끼 점점 피로가 누적됐다. 특히 아침에 컨디션이 제일 안 좋았다. 이비인후과에 갔더니 혈액순환제를 처방해줘서 복용했고 고막에 주사를 맞기도 하고 영양 수액을 맞기도 했다고 한다. 그래도 낫지 않으니까 신경정신과에 갔고 신경안정제를 처방받기도 했다는데, 이런 노력들이 무색하게 이명 소리는 더 커지기만 했다.

그는 이미 여러 군데를 다니면서 치료했는데도 이명이 계속되니까 답답한 마음에 인터넷 검색을 해봤고, 이명에 TMS(경두개자기자극 치료, Step 4 참조)가 효과 있다는 정보를 입수하고 내원한 것이다. 그는 "속는 셈치고 와봤다"고 했다. 처음 세네 번은 올 때마다 "치료가 과연 효과가 있을까요?"라는 말을 반복했다.

그는 첫 진료 때 아주 피곤한 모습이었고, 이미 여러 병원에 다녀도 치료가 안 됐기 때문에 짜증이 많이 나 있는 상태였다. 절박한 심정이었기 때문에 지푸라기 잡는 심정으로 왔다고 했다. 처음에는 '이명을 치료할 수 있다'는 사실을 믿기 힘들어했지만, 결국은 혈액검사를 비롯해 타액호르몬 검사, 소변유기산 검사 등을 실시했다. 기능의학적인 진단과 치료를 위해서는 이명의 원인이 될 만한 요소들을 다각도로 살펴봐야 했다. 결과를 보니 혈당이 경계치보다 높았다. 진단명을 나열해 보면 이명과 고혈당 외에도 고중성지방혈증, 고인슐린혈증, 비타민D 부족증, 부신피로, 자율신경 불균형이었다.

그는 TMS 치료를 시작한 지 7주 정도가 지나자 이명 소리가 절반 정도 줄어든 느낌이 들었고, 밤에 편하게 잔다고 말했다. 치료 효과를 확인한 후부터는 치료에 적극적으로 임했는데, 13주가 지나자 드디어 소리가 안 들린다고 했다. 이제는 아침에 일어났을 때 개운하고 소리가 안 들려서 너무 좋다고 한다. 그가 이렇게 극적인 효과를 볼 수 있었던 것은 혈당과 중성지방을 낮추기 위한 식이요법을 잘 따라주었기 때문이다. 약 복용 없이도 혈당과 중성지방의 수치를 정상으로 낮추었고, 부신 기능을 정상화하기 위한 생활습관을 적극적으로 실천했다.

"고지혈증을 치료하니까 이명이 없어졌어요"

이명은 대부분 여러 가지 원인이 복합적으로 얽혀서 나타나는데, 그에게 이명이 생겼던 원인은 고지혈증, 부신 기능 저하, 자율신경 불균형으로 분석된다. 치료는 자율신경인 교감신경과 부교감신경의 밸런스를 맞춰주는 TMS, 부신의 기능을 강화하기 위한 수액 요법과 영양제 처방, 부족한 비타민D의 보충요법이었다. 거기에 무엇보다 중요했던 건 높아진 혈당과 중성지방을 낮추기 위한 식이요법을 안내하고 식사일기를 쓰게 한 것이었다.

그의 가족력을 보니 아버지는 당뇨병이고 본인은 발기부전 치료를 받고 있었다. 성기능 장애는 혈액순환과 밀접한 관련이 있는데, 발기촉진제로 사용되는 비아그라도 원리는 혈액순환이 원활하게 이뤄지도록 돕는 약이다. 그는 몸에 전반적으로 혈액순환 문제가 생기다 보니 그로 인해 발병할 수 있는 질환으로 발기부전과 이명이 함께 찾아온 경우였던 것으로 보인다.

그는 "고지혈증 같은 것들이 이명과 관련이 있다고 아무도 저에게 이야기해주지 않았다"고 하소연했다. 처음엔 이명에만 신경썼는데 나중에야 생각해보니 사실은 만성피로 등 신체의 모든 기능이 안 좋았던 것 같다고 했다. 그리고 지금은 모든 컨디션이 좋아지고 나니까 비로소 이명도 없어진 것 같다고 소감을 전했다.

치료는 사실 반 이상은 환자 본인이 하는 것이다. 의사는 치료 계획을 잡고 잘 실행할 수 있도록 코칭하는 역할을 할 뿐이다. 자신의 몸 상태가 어떤 유전적 요인을 가지고 있는지 스스로 알고, 몸이 조금 나빠졌을 때 어떻게 하면 좋은 상태로 되돌아갈 수 있을지 각자 식이요법이나 생활습관에서 그 방법을 찾아나가는 것이 중요하다.

혈액검사 결과로
이명의 원인을 알 수 있다

해마다 직장에서 건강검진 후에 결과표를 들고 오는 분들이 있다. 고혈압 진단을 받았는데 회사에서 요구하는 소견서를 써달라고 요청하거나, 고지혈증 약이나 당뇨 약을 받아가겠다는 경우다. "고지혈증이라고 하셨는데 콜레스테롤이 높은 건가요? 중성지방이 높은 건가요?" 하고 물어보면 "잘 모르겠다"는 분이 아주 많다. 고지혈증(또는 이상지질혈증)은 LDL 콜레스테롤이 높은 경우, 중성지방이 높은 경우, HDL 콜레스테롤이 낮은 경우 등을 통틀어서 일컫는 것인데 환자가 자신의 몸 상태를 섬세하게 파악하고 있어야 정확한 관리가 가능하다. LDL 콜레스테롤이 높은 것, 중성지방이 높은 것을 모두 고지혈증이라고 하지만, 각각 수치가 올라가는 원인과 그에 따른 식이법은 전혀 다르기 때문이다.

매년 받았던 건강검진의 결과지를 자세히 살펴본다면 질병의 진단 기준에 들어가지는 않지만 평상시의 컨디션을 확 떨어뜨리거나 가까운 시일 안에 질병으로 바뀔 수 있는 항목들을 알아낼 수 있다. 매년 검진 결과지 첫 페이지에 나오는 요약본에서 이상 항목이 점점 늘어나는 사람은 주의해야 한다. 이명 환자 중에는 검진 결과표에 그런 것들이 잔뜩 적혀 있는 사람이 많다. 예를 들면 위축성 위염, 담낭의 용종, 갑상선의 혹, 자궁근종, 난소의 물혹, 골밀도 감소, 지방간, 간수치 증가, 혈당 증가, 총콜레스테롤 증가 등의 항목이 하나 둘씩 추가되는 것이다. 이것들은 각각 따로 보면 심각한 질병이라고 할 수 없지만, 이런 이상 항목이 늘고 있는 것은 몸의 불균형이 심화되고 있으니 바로잡으라는 신호이다. 그 점을 빨리 인지하고 대책을 세워야 한다.

그런데 환자들 입장에서 이런 이상 항목들에 대해 물어보고 상담할 수 있는 병원을 찾기는 쉽지 않다. 우리가 흔히 접하는 병원은 본격적으로 '질병'이라고 부르는 신체 변화가 있어야만 치료가 시작되는 곳이다. 그 전 단계에 있는 사람들은 케어받지 못한다.

대사증후군 위험 요인을 없애면 이명이 사라진다

혈액검사 항목들을 유의 깊게 살펴보면 이명의 원인을 찾아낼 수 있다. 그중에서도 아주 높은 빈도로 대사증후군 항목을 가지고 있는 이명 환자가 많다. 건강검진에서 대사증후군은 복부비만, 고혈압, 공복혈당장애, 고중성지방, 낮은 HDL 콜레스테롤 중에서 3가지 이상을 동시에 가지고 있는 상태를 말한다. 이명 환자의 경우에는 다음 5가지 수치 중 하나라도 해당한다면 그것을 개선하기 위한 노력을 해야 한다. 현재 발현되지 않았을 뿐 만성질환을 만들어내는 심각한 상황이 진행되고 있다고 해석해도 무방하다. 이명 증상은 그 신호탄에 불과할지도 모른다.

- 복부비만: 허리둘레 남성 90cm, 여성 85cm 이상(또는 BMI 25 이상)
- 높은 혈압: 수축기 130mmHg 이상, 이완기 85mmHg 이상
- 높은 혈당: 공복혈당 100mg/dL 이상
- 높은 중성지방혈증: 중성지방 150mg/dL 이상
- 낮은 HDL콜레스테롤혈증: HDL콜레스테롤 남성 40mg/dL 미만, 여성 50mg/dL 미만

첫째, 복부비만은 허리둘레로 알 수 있다. 허리둘레가 늘어나는 이유는 피하지방이나 내장지방 때문이다. 피하지방은 손으로 잡히는 지방이고, 내장지방은 복부를 손으로 집었을 때는 잘 잡히지 않는다. 다이어트 때문에 인바디를 측정하는 사람들이 많은데, 인바디 결과 내장지방이 100㎠ 이상 나왔다면 위험 수준이다. 내장지방이 높다면 과일, 음료수, 면, 떡, 빵, 술의 섭취를 대폭 줄여야 한다. 반면 피하지방이 높다면 스트레스와 염증 관리를 잘 해야 한다.

둘째, 혈압은 재는 장소와 컨디션에 따라서 다르기 때문에 3회 이상 재보고 혈압이 높다면, 혈압을 낮추기 위한 노력을 해야 한다.

셋째, 공복혈당이 100~126mg/dL일 때 내당능장애라고 부르

는데(당뇨의 기준은 공복혈당 126mg/dL 이상), 미리미리 혈당 관리를 해야 하는 구간이다. 우리 병원에서는 공복혈당이 90mg/dL 넘을 때부터 혈당 관리에 들어간다. 인슐린저항성이 진행될 때 식후 혈당이나 식후 인슐린의 증가가 공복혈당이나 공복인슐린의 증가보다 수개월 내지 수년 전에 나타나기 때문이다. 공복혈당이 당뇨의 기준에 들어가지 않더라도 혈당이 100mg/dL을 넘어섰다면 그 사람은 결국 당뇨가 진행될 가능성이 아주 높다.

넷째, 이명 환자는 중성지방의 농도를 100mg/dL 이하로 유지해야 한다. 중성지방은 이름은 지방이지만 탄수화물의 섭취와 관련이 있다. 이미 중성지방이 150mg/dL을 넘어 고지혈증 진단을 받았다면 혈당이 높을 때와 마찬가지로 면, 떡, 빵, 과일, 음료수의 섭취를 대폭 줄여야 한다.

다섯째, HDL은 좋은 콜레스테롤이라고 부르는데 이 수치가 낮은 사람들은 대부분 LDL과 총콜레스테롤이 높다. 규칙적인 운동을 습관으로 들이고, 염증을 일으킬 수 있는 달달한 음식과 트랜스지방 등 나쁜 지방의 섭취를 대폭 줄여야 한다.

인슐린저항성의 개선이 이명 치료의 시작

대사증후군의 뿌리에는 인슐린저항성이라는 것이 있다. 이명의 치료도 역시 인슐린저항성의 개선을 목표로 해야 한다. 우리가 음식을 먹으면 대사된 포도당(glucose)은 세포로 들어가 에너지원으로 쓰이는데, 이때 췌장에서 분비된 인슐린이 세포의 문을 열어줘야 포도당이 세포 안으로 들어갈 수 있다. 인슐린저항성이란 여러 가지 원인에 의해 인슐린에 대한 세포의 반응이 감소된 상태를 말한다. 인슐린의 민감도가 떨어지는 것이다. 인슐린이 분비되었는데도 포도당이 세포로 들어가는 데 적절하게 쓰이지 못하면 인슐린은 더 많이 분비되고 혈액 속에는 당(포도당)도 인슐린도 그대로 남아 고혈당이나 고인슐린혈증이 된다.

이명 환자들을 보면 거의 대부분 만성피로에 시달리는 것을 볼 수 있는데, 그 때문에 당의 함유량이 높은 음식들을 자꾸 먹게 된다. 우리 몸은 쓰고 남은 당을 지방으로 전환해서 저장하기 때문에 이것이 비만의 원인으로 작용할 뿐 아니라 몸 안의 염증 반응을 증폭시킨다. 게다가 대사에 관여하는 다른 호르몬의 작동에도 이상을 일으켜 악순환의 고리를 만들어낸다.

이명 환자의 내장비만이나 염증을 줄이는 방법으로는 저탄수화물 식이, 간헐적 단식, 단식모방 식단, 당독소 해독식 등이 효과가 있다.

"4년 된 이명이
40일 만에 좋아졌어요"

대부분의 이명 환자들에게 나타나는 수면 부족은 비만과 대사증후군을 일으킨다. 수면이 부족하면 포만감을 느끼게 하는 렙틴이 줄어들고 배고픔을 느끼는 그렐린이 과다 분비되어 음식을 더 많이 먹게 된다. 또한 잠을 덜 자면 체온이 떨어지고 만성피로로 인해 에너지의 소비가 감소된다. 그 외 스트레스 호르몬인 코르티솔이 증가하고 교감신경이 항진되어 인슐린의 작용이 떨어지는 인슐린저항성이 생긴다. 이에 따라 혈당이 올라가고 결국 대사증후군 상태로 이어진다.

대사증후군 환자들은 내장지방이 많이 축적되는데, 피하지방과 달리 내장지방은 복부 내에서 혈관 가까이 위치하므로 염증성 물질들과 대사 교란물질들을 혈중으로 방출해서 나쁜 영향을 미치기가 훨씬 쉽다. 치료를 위해서는 대사증후군의 원인이 되는 인슐린저항성을 교정하고, 몸 안의 독소를 해독할 수 있는 시스템을 활성화시켜야 한다.

체내에서 진행되는 만성염증의 큰 원인은 과도한 당의 섭취인 경우가 많다. 많은 음식을 먹는데도 포도당이 제대로 사용되지 못하면서 인슐린저항성이 생기는데, 이것은 당뇨 발병 5~10년 전부터 진행된다. 과도한 양의 인슐린을 분비하느라 췌장의 기능이 저하되고, 평균적으로 당뇨 발병 후 10년쯤 지나면 인슐린의 분비량도 점차 줄어들게 된다.

인슐린저항성을 극복하는 식이법

숙희 씨(가명)는 귀에서 들리는 매미 소리, '쉬~', '윙윙', '쏵쏵~' 하는 소리 때문에 잠도 못 자고 밤을 꼴딱 새우기 일쑤였다고 한다. 그날도 밤잠을 못 이루고 유튜브를 보고 있는데 우리 병원의 이명 환자 치료 사례를 보고 그날로 날이 밝자마자 지방에서 고속버스를 타고 올라왔다고 했다.

예약 없이 내원했던 그녀는 우리 병원의 예약 진료가 꽉 차 있어서 대기실에서 4시간을 기다렸다. "지방에서 왔기 때문에 무슨 일이 있어도 오늘 진료를 받고 가겠다"고 했다. 불면증에 시달리는 이명 환자들은 절박한 심정인 사람이 정말 많다. 이후로 그녀는 인천의 동생 집에서 머물면서 매일 내원했다.

4년 전 이명이 처음 시작됐다는 그녀는 "나는 이명 빼고는 다 건강해요. 친구들 중에서 제일 건강해요"라면서 처음엔 이명 외에 다른 증상에는 관심을 보이지 않았다. 그런데 상담을 해보니 8년 전에 위암 초기 진단을 받아 위절제 수술을 했고, 혈액검사 결과 빈혈도 있는 데다가 당뇨도 있었다. 갑상선 기능도 떨어져 있고 부신 기능도 거의 최악이었으며, 가족력에도 특이사항이 있었다. 아버님은 당뇨합병증, 어머님은 심장병이 있었고, 동생은 대장암이 있었다. "몸이 너무 안 좋아져서 이명으로 사이렌을 울린 거예요. 병원으로 찾아오게 경고음을 울린 것이니까 이명에 고맙게 생각해야 합니다"라고 말씀드렸다.

그녀는 위 수술 이후 소장에서 철분의 흡수가 잘 되지 않아 빈혈이 따라왔던 것으로 보인다. 당연히 염증도 있었을 것이고 항상 피곤함을 느끼니까 자기도 모르게 단것을 먹었을 것이다. 혈액검사에서 당화혈색소가 6.4%인 걸 보니(당화혈색소 6.5 이상이면 당뇨로 진단한다), 인슐린저항성의 개선이 시급했다.

그녀는 부신 기능을 올리고 소화 기능을 회복하는 치료, 자율신경 밸런스를 회복하는 치료, 빈혈을 교정하는 치료와 함께 인슐린저항성 개선을 위한 당독소 해독식이를 시작했다. "식이요법 시작한 지 3일이 지나니까 저절로 좋아지는 느낌이 들었어요"라면서 그녀는 식사일기 쓰기나 생활요법을 잘 따라주었다. 9일이 지나자 처음에 4가지 소리가 들렸던 것이 2가지 소리로 줄었고, 치료를 시작한 지 40일이 되는 날 "3일에 한 번은 조용해서 살 것 같다"고 소감을 전했다.

매달 5일씩 6개월간 지속한 당독소 해독식

달면서도 짭짤한 단짠 요리, 튀기고 볶고 구운 요리는 한순간에 혀를 현혹시키며 식욕을 확 당겨 저절로 많이 먹게 한다. 그런데 안타깝게도 이런 요리에는 당독소가 듬뿍 들어 있어 우리 몸에 들어와 차곡차곡 쌓인다. 숙희 씨가 실천했던 당독소 해독식이는 이런 음식들을 피하고 당독소를 줄여나가는 식이요법이다. 몸속에 좋은 것 10가지를 넣어주는 것보다 당독소라는 나쁜 것 한 가지를 빼주는 것이 훨씬 치료 효과가 좋았다.

이름에서 짐작되듯이 당독소의 원인 중 하나는 탄수화물이다. 탄수화물(당)이 단백질과 만나 결합하는 당화반응(Glycation)의 결과 생성된 물질이 당독소다. 최종당화산물(AGEs)이라고도 하는데, 조리법에 따라 생성되는 양에 큰 차이가 있다. 수분이 없는 건조한 환경에서 당독소 생성은 증폭되는데, 100도 이상의 고온에서 가열될 때는 0.2초 동안에도 당독소 생성이 확확 늘어난다. 달달한 양념의 숯불갈비가 고온에서 익을 때에도 많은 양의 당독소가 만들어진다. 바삭한 빵도 마찬가지이고, 우리가 자주 마시는 커피 또한 원두를 볶는 동안 당독소가 많이 만들어진다.

당독소는 근육이나 뼈를 이루는 단백질의 기능을 손상시키고 호르몬의 작용을 방해하며 염증반응을 일으켜 피부나 장기 조직을 딱딱하게 만든다. 당독소는 음식을 통해 우리 몸에 들어오기도 하고 몸 안에서 생성되기도 하는데, 당뇨 위험이 있고 인슐린저항성이 생긴 이명 환자라면 당독소를 없애려는 노력을 해야 한다. 몸속에 쌓인 당독소는 특히 탄수화물을 자꾸 끌어당기고 호르몬을 교란시켜 커피의 카페인이나 담배의 니코틴처럼 중독되고 습관이 되게 만든다. 당독소 해독을 위해서는 단순당(케이크, 과자, 청량음료, 과일주스 등)의 섭취를 줄이고, 당독소가 적게 만들어지는 데치거나 삶은 조리법을 사용해야 한다.

숙희 씨는 당독소 해독식이를 하는 동안 옥수수, 가당 요거트 등 자주 먹던 것을 피하고 탄수화물은 찐고구마 3분의 1 정도로 제한해서 먹기로 했다. 인슐린저항성을 개선하고 이명이 줄어드는 효과가 좋았기 때문에 관리 차원에서 6개월 동안은 매달 5일씩 당독소 해독식이를 하기로 했다.

염증과 혈당을
동시에 잡는 법

과거에는 지방을 적게 먹어야 한다는 것을 상식으로 여겼지만, 최근에는 거기에서 벗어나 '탄수화물이 비만의 적이며 건강을 해친다'는 인식이 많이 퍼지고 있다. 우리가 자주 먹는 탄수화물 식품인 밥, 빵, 국수, 떡, 감자 같은 것들은 다당류인 전분(녹말)으로 돼 있다. 전분은 몸속에서 소화가 되면 포도당으로 바뀌어 흡수된다. 전분을 과다 섭취하면 혈당을 쉽게 올리고 인슐린의 분비가 증가하는 과정이 반복되는데, 이런 과정 속에서 인슐린저항성이 생기면 우리 몸은 비만, 당뇨, 각종 질환에 노출되기 쉬운 상태가 된다.

밥을 계속 씹다 보면 단맛이 느껴지는데 이것은 녹말이 침 속의 아밀라아제에 의해 엿당으로 분해되기 때문이다. 계속 분해돼서 포도당 입자들로 쪼개지면 소장에서 흡수할 수 있는 상태가 된다. 우리가 '포도당', '혈당'이라고 말할 때 당은 sugar, 즉 단맛을 지닌 물질이라는 뜻이다. 생화학적으로 말하면 물에 녹는 작은 탄수화물이다. 탄수화물은 단당류, 이당류, 올리고당, 다당류로 분류하는데, 포도당은 그중 단당류의 한 종류다.

포도당은 우리 몸의 에너지원이면서 우리 몸을 구성하고 여러 화합물을 만드는 데 중요한 재료다. 특히 뇌가 가동되는 데 중요한 에너지 공급원이다. 뇌는 우리 몸이 사용하는 전체 에너지의 5분의 1을 소비한다. 뇌에는 1,000억 개 정도의 신경세포(뉴런)가 있는데, 뇌가 활발하게 활동하려면 뉴런들이 신경전달물질을 만들고 서로 신호를 주고받아야 한다. 이 과정에서 엄청난 에너지가 필요한데, 뇌는 포도당에서 에너지를 얻는다. 다른 장기들은 포도당 말고 지방도 에너지원으로 사용할 수 있는데 뇌는 다르다.

유익균의 먹이가 되는 저항성 전분

뇌의 활동을 위해서 포도당을 얻으려면 탄수화물을 안 먹을 수는 없는데, 어떻게 하면 건강하게 먹을 수 있을까?

예전 할머니들은 "찬밥 먹으면 살 안 찐다"라며 갓 지은 밥을 먹이는 걸 좋아하셨다. 그런데 지금은 다이어트나 건강을 목적으로 밥을 냉장해서 '저항성 전분'을 만들어서 먹는 사람들이 늘었다. 2015년의 연구에 의하면 조리된 흰 쌀밥을 4℃에서 24시간 냉각한 후 다시 가열해 섭취했을 때 새로 지은 흰쌀밥을 섭취하는 것보다 저항성 전분의 함량이 증가해 낮은 혈당 반응을 보였다. 조리된 밥을 저온에서 식히면 전분의 화학 구조가 변형되면서 소화효소에 의해 흡수되지 않는 저항성 전분으로 바뀐다. 저항성 전분은 우리 몸에서 다음과 같은 유익한 작용을 한다.

첫째, 포도당으로 쪼개지지 않기 때문에 소장에서 유익균의 먹이가 된다. 저항성 전분을 먹은 장내 유익균은 짧은사슬 지방산을 만들어낸다. 짧은사슬 지방산은 과민성 대장증후군, 궤양성대장염, 대장암 등을 예방하는 기능이 있다.

둘째, 장누수증후군의 치료에 도움을 준다. 장벽이 새는 것을 개선시키고 장내 호르몬과 효소의 건강한 분비를 지원한다.

셋째, 간의 기능을 개선시킨다. 장내 박테리아가 먹고 남은 짧은사슬 지방산은 혈관, 간 등으로 이동되어 유익한 효과를 만들어낸다.

넷째, 식이섬유 역할을 해서 대변의 양을 늘린다.

다섯째, 인슐린 감수성이 회복되어 식후 혈당 수치를 낮추는 데 효과적이다.

여섯째, 일반 전분보다 칼로리가 적다. 일반 전분은 1g당 4칼로리, 저항성 전분은 1g당 2칼로리의 에너지를 낸다.

일곱째, 식욕 억제 호르몬인 렙틴의 분비를 자극한다. 포만감을 주고 식욕을 감소시켜서 체지방 관리에 도움을 준다.

인슐린저항성 문제가 생긴 이명 환자가 저항성 전분을 하루에 20g 정도 먹으면 혈당을 낮추는 데 좋다. 저항성 전분의 섭취를 늘리는 가장 이상적인 방법은 잡곡, 콩 등을 지속적으로 섭취하는 것이다. 귀리, 현미 같은 통곡물을 먹는 것도 좋다. 밥을 지은 후에는 한김 날려보내고 밀폐용기에 넣고 냉장고에 24시간 이상 보관한 뒤 냉동실로 옮겨서 보관하다가 먹을 때 전자레인지에 데워서 먹으면 된다. 이미 만들어진 저항성 전분은 160℃를 넘어가지 않는 한 다시 성분이 바뀌지는 않는다. 삶거나 찐 고구마의 경우도 조리 직후 먹는 것이 아니라 하루 정도 냉장으로 식혔다가 데워서 먹으면 저항성 전분을 섭취할 수 있다.

음료수부터 끊고 야채의 당질을 섭취하라

몸에 당이 떨어진 게 아닌데도 시험을 본다든지 하는 상황에서 뇌 활동을 활발히 하려고 포도당영양제를 섭취하는 사람들이 있는데, 이것은 위험한 행동이 될 수 있다. 포도당영양제는 흡수가 굉장히 빨라서 혈당이 빨리 오른다. 혈당이 오른 속도만큼 혈당이 내려가는 속도도 빠르기 때문에 오히려 더 큰 피로감을 느낄 수 있다.

탄수화물을 줄이는 식이요법에서 주의할 점은 당류가 포함된 음료수는 먹지 않는 것이다. 초콜릿, 케이크, 과자, 청량음료 중에서 가장 위험한 것이 청량음료다. 500ml 페트병 하나에 약 50g의 당분이 들어 있다. 각설탕 10개 분량의 단순당이다. 이렇게 많은 양인데도 차갑게 하고 탄산을 넣으면 단맛을 별로 느끼지 않기 때문에 이것을 그대로 벌컥벌컥 마시는 것도 가능하다. 이런 단순당은 소화 과정을 거치지 않고 순식간에 흡수되어 혈당을 올린다.

2016년 식품의약품안전처 보고에 따르면 우리 국민의 가공식

품 섭취 중 가장 많은 당류 섭취 근원은 음료수, 빵, 과자, 떡, 가공
우유 순서였다. 3~5세는 빵, 과자, 떡의 섭취가 가장 많은데, 12세
를 넘어가면 음료수의 섭취가 급격히 늘어난다.

음료수 종류를 보면 1~5세는 과실·채소음료의 섭취가 많지만
6~29세는 탄산음료 섭취가 많다. 30세 이후부터는 커피류가 늘어
나는데, 커피나 홍차를 마실 때도 설탕을 넣지 않고 본래의 맛을
즐기는 것으로 해야 한다. 우유에도 유당이라는 단순당이 들어 있
어서 많이 먹는 것은 좋지 않다. 보통 우유 200ml에 10g의 유당이
들어 있다. 카페라떼 같은 음료도 역시 삼가는 것이 좋다.

최고의 포도당 공급원은 의외로 야채에서 찾는 것이 좋다. 예를
들어 레드비트 같은 것들이 있다. 순무랑 비슷하게 생긴 레드비트
는 100g당 당질이 7g 정도 들어 있어서 우리가 하루에 필요한 포
도당의 31%를 섭취할 수 있다. 레드비트는 포도당 외에도 다양한
미네랄을 많이 함유하고 있어서 더 좋다. 베타인은 혈압을 낮춰주
면서 해독 작용을 하고, 라이코펜은 항산화 물질이 풍부해서 암 예
방에 좋고, 안토시아닌은 눈의 피로를 감소시키고 시력을 보호한
다. 식이섬유도 풍부해서 변비 해소에 큰 도움이 된다.

탄수화물 중독에서
벗어나는 법

이명 환자가 염증 수치를 낮추고 피를 맑게 하는 치료에 집중하면 90%는 증상이 좋아진다. 이명 환자는 피가 끈적끈적하고 탁한 상태인 경우가 대부분인데, 그 이유는 단것을 자꾸 먹다 보니까 탄수화물 중독이 되거나 인슐린저항성이 생겼기 때문이다. 그러면 왜 사람들은 단것을 계속 먹게 될까? 식탐이 많기 때문일까?

어떤 사람들은 굶어도 살이 안 빠지는 경우도 있다. 병원에 가면 왜 자꾸 먹느냐 질타를 받으면서 살 빼라는 조언을 계속 듣는다고 하는데, 그들은 자책하면서 자신의 의지 박약을 탓하곤 한다. 그러나 기능의학적 검사를 해보면 이들 대부분은 부신의 기능이나 갑상선호르몬의 기능이 떨어져 있다. 사실은 의지가 약해서 계속 먹는 것이 아닌 것이다.

갑상선기능저하증처럼 어떤 질환이 원인이 되어 발생하는 비만을 2차성 비만이라고 한다. 2차성 비만은 근본적인 질환 개선이 되지 않으면 체중 감량이 잘 이루어지지 않는다. 이와 마찬가지로 이명 환자의 경우에도 인슐린저항성, 부신피로, 산화독소, 뇌기능 불균형 등의 증상을 일으키는 근원적인 원인을 찾아서 개선시켜 주지 않으면 치료하기가 힘들다.

이명 환자 중에는 장의 기능이 느려지고 소화흡수 능력이 떨어지고 몸의 대사 속도가 느려져서 에너지 발생량이 적은 느린 대사형이 많다. 이들은 만성피로로 인해 단것을 자꾸 먹는 경향이 있다. 단것을 먹다 보니 탄수화물 중독이 생겨 중성지방이나 혈당, 인슐린의 농도가 올라가는 것이다. 이런 이명의 원인을 없애주려면 식이습관을 바꾸는 것이 우선인데, 굳센 의지로만 하려고 하면 이게 생각만큼 쉽지 않다.

우울하고 스트레스 받을 때를 조심하라

코로나 팬데믹이 계속되는 동안 인터넷상에서 달고나 커피가 유행한 적이 있다. 인스턴트커피와 설탕에 물을 조금 넣고 섞은 다음에 400번 이상 저어서 진한 크림을 만들어 먹는 커피다. 이렇게 당도가 높은 크림이 얹어진 커피는 아주 달콤하고 맛이 좋지만, 활동량이 줄어든 시대에 이렇게 단맛에 열광하면 건강에는 위험 신호가 된다. 이렇게 달달한 것이 당기는 때는 코로나로 인해 집밖에 못 나가는 상황과 같이 스트레스를 받거나 우울할 때다.

이명 환자들도 상담을 해보면 스트레스가 심한 상황에 오랫동안 노출되었던 사람들이 많다. 스트레스를 받으면 아주 달거나 짜거나 매운 음식이 먹고 싶어진다. 우리가 외부의 위기 상황에 대응하기 위해서는 에너지가 필요한데, 에너지를 쉽게 낼 수 있는 에너지원은 탄수화물, 지방, 단백질 중 탄수화물이다. 단백질과 지방은 분해 흡수하려면 에너지가 또 필요하다. 그래서 위기 상황에서는 빨리 에너지화할 수 있는 탄수화물이 당긴다. 그중에서도 단당류가 빨리 혈당을 높이기 때문에 스트레스를 받거나 힘을 내야 하는 상황에서는 달달한 음료가 당기게 된다.

이명에는 흔히 우울증이 동반되는데 이때도 단 음식이 당긴다. 우울감에서 벗어나게 하는 세로토닌이라는 신경전달물질이 있다. 기분을 조절하니 뇌에서 만들어질 것 같지만 세로토닌은 대부분 장에서 만들어지는 호르몬이다. 할머니 할아버지들은 "복장이 편해야 한다"라는 표현을 하는데, 장이 건강한 사람은 세로토닌이 잘 만들어져서 우울하지 않다. 이 세로토닌을 만들 때 탄수화물을 재료로 하는데, 우울할 때는 평소보다 더 많은 양의 세로토닌을 만들어내기 위해 탄수화물이 당긴다.

그러면 지금 스트레스가 많고 우울하다면 단것을 마구 먹어도 괜찮을까? 달고나 커피 같은 당 함유가 많은 음식을 많이 먹으면 당독소의 생성이 늘어나고, 무엇보다 인슐린 분비가 증가해 내장지방이 늘어난다. 염증성 반응이 몸 여기저기 생겨서 부신의 기능이 떨어지면 점점 더 피곤한 몸이 된다.

이런 사실을 잘 인지하고 우울한 때일수록 달달한 음료가 아니라 신선한 재료로 요리된 음식을 먹어서 좋은 탄수화물을 공급하려고 노력해야 한다. 야채와 식이섬유가 많이 함유된 음식일수록 좋다.

음식 중독을 경계하라

약물이나 알코올 중독이 있는 사람의 뇌와 음식 중독이 있는 사람의 뇌를 비교해 보면 활성화된 부위가 비슷하다고 한다. 중독은 일종의 질환이라고 할 수 있는데, 음식 중독이 있다면 이것을 해결해야 몸도 건강해질 수 있다.

중독에 빠지는 이유는 그것이 즐거움을 주기 때문이다. 그러나 그런 쾌락을 조절하지 못하고 빠져들면 문제가 된다. 풍경 좋은 곳에 가서 머무를 때 며칠 동안은 좋았다가 결국엔 지겨워지는 경험을 해봤을 것이다. 아무리 좋은 것도 즐거움이 오래 가지 못하는데, 음식 중독은 조금 다르다. 이 세상에는 너무나 다양한 맛들이 있어서, 이거 먹다가 지겨우면 저거 먹고 그러다 질리면 또 다른 먹을 것들이 널려 있다. 그래서 중독 중에서도 가장 끊기 어려운 것이 바로 음식 중독이다.

그런데 "쓴맛에 중독되었다"는 말은 들어본 적이 없을 것이다. 음식 중독을 일으키는 것은 주로 단맛(탄수화물)이다. 식이요법에 성공하려면 단맛을 내는 탄수화물을 조심해야 한다. 특히 혈당을 빨리 올리는 단순당의 섭취를 피해야 한다.

가짜 배고픔을 구별하라

　장에 음식물이 비어서 진짜 배가 고플 때는 음식을 먹은 후 만족감이 충분히 든다. 그러나 배고프지 않으면서도 뭔가 먹고 싶은 순간이 있다. 이걸 잘 잡아내야 한다. 배에서 꼬르륵 소리가 나는 경우만 진짜 식욕이라고 생각하는 것도 좋은 구별법이다. 영국에서 했던 설문 연구가 있다. "하루 중 몇 시에 가장 힘이 드는가?" 물었는데 오전 11시, 오후 3시, 오후 9시경에 지치고 기운이 떨어진다는 대답이 나왔다. 이 시간에는 세로토닌이 떨어져 가짜 식욕이 나타날 수 있다. 내가 식욕을 느낄 때 다음 4가지에 해당하면 가짜 배고픔이니까 정신 바짝 차려야 한다.

- 식사한 지 3시간이 안 됐는데도 갑자기 뭔가 먹고 싶다.
- 스트레스 받았을 때 배고픔이 심해진다.
- 떡볶이, 초콜릿 등 달거나 맵거나 짠 특정 음식이 당긴다.
- 음식을 먹어도 공허한 기분이 든다.

호르몬 균형이
깨지면
이명이 생긴다

모든 이명 뒤에는
과로와 스트레스가 있다

    우리 몸에 이명 증상이 나타나기까지는 여러 가지 원인이 작용하는데, 그중 한 가지는 스트레스다. 우리 병원에 오는 이명 환자는 검사 결과 정도의 차이는 있지만 모두 부신피로가 있었고, 상담을 해보면 증상이 나타나기 전에 육체적 과로나 정서적 스트레스를 경험한 사람이 대부분이었다.

    간혹 환자 중에는 자신이 스트레스 상황에 있다는 것을 인지하지 못하는 사람도 있다. 경민 씨(가명)는 진료 전 사전에 작성했던 문진표에서 자신은 스트레스가 전혀 없고 마음이 평안한 상태라고 했다. 가족 간의 불화도 없고 부모님도 특별히 아픈 데가 없었기 때문에 걱정할 일도 없다고 했다. 그런 상태에서 산책을 하다가 갑자기 이명이 들려 당황스럽다는 것이었다. 그런데 자율신경 검사를 해보니 그렇지가 않았다. 심한 스트레스가 오랫동안 누적된 사람에게 나오는 형태가 나타난 것이다.

몸은 스트레스를 겪고 있는데 자신은 스트레스가 없다고 생각하는 사람은 치료 효율도 떨어진다. 정신과적으로 분석하면 스트레스를 받는 상황이라는 것은 결국 자신의 잘못이거나 자신의 책임이라고 생각하기 때문에 문제를 드러내지 않고 안고 가려는 상황인 것이다. 그런 경우 현 상황(here and now)을 인지하는 것이 중요하기 때문에 질문을 해본다. "검사 수치가 왜 심한 스트레스 형태로 나타났다고 생각하세요?" 스트레스가 없다고 몇 번을 부인하던 그는 마지못해, 검사 결과에서 그렇게 나왔다면 자신이 완벽한 것을 추구하는 스타일이라서 직장에서 모든 걸 완벽하게 하려다 보니 자기도 모르게 그것이 스트레스로 쌓인 모양이라고 했다.

집중력과 생산성을 떨어뜨리는 부신피로 증후군

환자가 인지할 수도 있고 인지하지 못할 수도 있지만, 이명 환자에게 부신 기능을 떨어뜨리는 스트레스 상황은 반드시 있다. 여기서 스트레스는 단지 정신적인 스트레스만 해당하는 것은 아니다. 자기도 모르게 완벽함을 추구하는 것, 자신이 가진 에너지 이상을 발휘해서 너무 열심히 일하는 것, 소화가 안 되거나 몸 안에 면역성 질환이 있어서 염증이 반복되는 것 등이 모두 해당한다.

그밖에도 흔히 볼 수 있는 이명 환자의 스트레스 상황에는 배우자의 사망, 경제적 어려움, 휴식 부족, 부정적 사고와 태도, 비자발적 퇴사, 반복되는 과도한 공포, 커피나 카페인, 약물 복용, 운동 부족 또는 운동 과다, 회복해야 할 상처, 배우자 스트레스, 감정적 소모, 흡연, 과도한 노력, 수면 부족, 과도한 당 섭취, 나쁜 음식이나 식습관, 알레르기, 자신도 모르는 몸속의 지속적인 염증반응, 생활 속 독소 등이 있다. 환자가 잘 인지하지 못하는 스트레스로는 대표적으로 장의 상태가 좋지 않아 생기는 염증성 경향이 있다. 이것은 밥을 먹을 때마다 부신 호르몬을 갉아먹는 상태라고 할 수 있다. 다음의 체크 사항들을 살펴보고 8개 이상 해당한다면 부신의 건강을 의심해볼 수 있다.

부신피로 증후군 체크리스트 √

☐ 아침에 일어나기 힘들다.

☐ 잠을 자도 자도 피곤이 풀리지 않는다.

☐ 염분과 당 섭취가 늘어났다.

☐ 기력이 없고, 일상생활이 힘들다.

☐ 성욕 감퇴가 있다.

☐ 스트레스 대처능력이 떨어졌다.

☐ 질병 회복이 잘 되지 않는다.

☐ 갑자기 일어설 때 어지럽다.

☐ 피로하고 허약해졌다.

☐ 생리전증후군이 심해지거나 생리통이 심해졌다.

□ 식사가 늦어지면 짜증이 심해진다.

□ 집중력, 기억력, 인내심이 떨어졌다.

□ 저녁식사 후에 기분이 나아지곤 한다.

□ 업무 생산성이 떨어졌다.

□ 우울, 공포, 불안이 있다.

□ 혈당 수치가 비정상적이다.

□ 면역력이 떨어졌다.

□ 근육량이 적어지고 골감소증이 있다.

□ 알레르기 반응이 증가했다.

□ 가려움증, 건조함 등 피부질환이 있다.

□ 자가면역질환이 나타났다.

□ 갱년기 증상이 심해졌다.

□ 근육통이 여기저기 있다.

우리 몸은 스트레스를 위기로 인식한다

스트레스가 발생하면 우리 몸은 위기 상황으로 인식하며 이것을 극복하기 위해 부신 호르몬이 분비된다. 부신은 양쪽 신장(콩팥) 위에 위치한 엄지손가락만 한 기관이지만 많은 일을 한다. 부신 호르몬 중 가장 대표적인 코르티솔은 아침에 일어났을 때 우리 몸을 부스팅(Boosting)한다. 컴퓨터를 처음에 켜면 부팅이 되는 것과도 같다. 코르티솔은 잠을 자고 일어난 뒤 30분 동안 하루 중 최대량이 분비되는데 부신이 과로해서 오전에 코르티솔의 분비가 원활하지 않은 것을 부신피로 증후군이라고 한다. 아침에 눈을 떴을 때 개운하지 않고 자도자도 피곤한 상태가 된다.

스트레스에 직면하면 우리 몸은 선사 시대에 맹수를 만났을 때 '도망갈 것인가 싸울 것인가' 결정해야 하는 상황처럼 위기 상황에 대응하는 호르몬 반응이 일어난다. 처음에는 파워를 내는 쪽으로 교감신경이 항진되고 부신수질 호르몬이 나온다. 혈압과 혈당을 올려서 에너지 사용량이 증가하고 정신을 바짝 차리도록 각성도가 상승한다. 뇌에 피가 몰려야 하기 때문에 소화에 에너지를 쓸 수 없어서 소화력은 감소하고, 땀 분비, 심장 박동, 호흡 수가 모두 증가하고 혈행이 활발해진다.

그런데 스트레스가 끝나지 않고 계속되면 우리 몸에서는 부신수질 호르몬뿐만 아니라 부신피질 호르몬이 같이 활동한다. 췌장에서는 글루카곤(간에서 글리코겐을 포도당으로 바꿀 때 나오는 호르몬)이 나오고, 다른 여러 호르몬 체계들이 어떻게든 스트레스를 해결하려고 담합한다. 스트레스를 위기로 인식하기 때문이다.

스트레스를 이기는 호르몬, 코르티솔

부신은 안쪽의 수질(medulla)과 바깥쪽의 피질(cortex)로 구성된다. 부신수질은 신경세포가 변형된 것으로 빠르게 신호를 전달하는 기관이다. 교감신경과 부교감신경의 연장된 다른 형태로 보기도 하는데, 신체가 위험에 처했거나 스트레스에 직면하면 가장 빠르게 분비되는 것이 부신수질 호르몬인 에피네프린이다. 에피(epi)는 위쪽, 네프린(nephrine)은 콩팥을 의미하므로, 에피네프린은 콩팥 위에 있다는 미국식 표현이다. 영국식 표현으로는 아드레날린(adrenaline)이라고 하는데, 여기서 ad는 부가된, renal은 콩팥을 의미한다.

부신수질 호르몬이 분비되면 가슴이 두근두근 뛰고 혈당, 혈압, 근력이 증가하는 등 순환에 영향을 미친다. 스트레스 상황에 즉각적이고 폭발적인 에너지를 발휘할 수 있게 하는 것이다. 그런데 이 스트레스가 계속해서 이어지면 계속 가슴 두근거리면서 살 수는 없기 때문에 부신수질 호르몬이 지속적으로 항진되지는 않는다. 대신에 부신피질 호르몬들이 반응한다. 이때 영향을 받는 것이 당대사인데, 간에 저장해 두었던 글리코겐(glycogen)은 물론 단백질과 지질까지 모두 에너지를 만들기 위해 총동원된다.

한마디로 부신은 우리 몸의 항상성을 유지한다. 혈압과 혈당을 일정하게 유지하며, 항염증과 면역 기능을 조절한다. 또 생리적 스트레스를 조절하고, 성호르몬 분비를 조절한다. 그래서 부신에서 나오는 호르몬의 농도가 증가하거나 감소하면 이명과 같은 다양한 증상이 나타나는 것이다.

스트레스가 장기화되면 코르티솔이 떨어진다

오늘날 스테로이드제는 마치 만병통치약처럼 쓰이는데, 주로 염증과 통증, 알레르기 반응을 없애는 치료제로 쓰인다. 우리 병원에 오는 이명 환자들도 스테로이드제를 먹고 있다는 사람이 많은데, 우리 몸에서 스테로이드 역할을 하는 것이 부신 호르몬이다. 부신피질 호르몬인 코르티솔은 혈압과 혈당을 올리고 항염증 작용, 항알레르기 작용을 한다. 그래서 부신의 기능을 올리는 치료를 하면 이명 환자는 스테로이드제를 먹지 않고도 치료 효과를 볼 수 있다.

부신피질 호르몬에는 알도스테론, 코르티솔, DHEA 등 3가지가 있다. 우리가 스트레스를 받고 부신피로가 올 때는 성호르몬을 만들어내는 DHEA가 가장 먼저 소진되고 코르티솔, 알도스테론의 순서로 소진된다.

알도스테론은 혈압과 항상성을 조절하고, 수분과 나트륨의 재흡수, 칼륨의 배설을 촉진한다. 알도스테론의 분비를 증가시키는 신경전달물질로 도파민과 세로토닌이 있는데, 이런 것들이 부족하면 혈압 조절에 어려움을 겪는다. 혈압이 떨어지는 것은 생명에 심각한 위협을 주는 상황이기 때문에 알도스테론은 위기 상황에도 가장 마지막까지 유지되는 호르몬이다. 생명 유지보다 종족 번식은 덜 중요하므로 위기 상황에서는 DHEA 분비가 가장 먼저 억제된다. 그래서 시험 기간이 다가왔다거나 스트레스를 받으면 생리를 건너뛰는 현상이 발생할 수 있다. 스트레스를 받는 기간이 오래되면 DHEA가 부족해 성적인 매력을 잃게 된다.

이명 환자가 가장 주목해야 할 부신 호르몬은 코르티솔이다. 항염증, 항알레르기 작용을 하고 에너지를 올리는 기능을 하기 때문에 스트레스 상황이 오래되어 코르티솔이 떨어지면 몸 여기저기에 자꾸 염증이 생긴다.

스트레스 상황에 직면하면 에너지를 올리기 위해 부신은 근육(아미노산)을 분해해서 포도당을 더 만들어낸다. 그래서 스트레스가 지속되면 허벅지, 엉덩이 같은 부위에 근손실이 일어나서 얇아진다. 간에서는 저장해 놓았던 글리코겐을 포도당으로 바꿔서 혈당을 높임으로써 에너지원으로 사용하는데, 이런 것들이 우리 몸에 반드시 바람직한 결과를 낳는 것은 아니다.

코르티솔이 수면의 질을 좌우한다

이명 환자들 중에는 귀에서 소리가 들려서 못 잔다든지 잠이 오지 않아 밤을 꼴딱 새웠다는 경우가 참 많다. 화장실을 몇 번씩 왔다 갔다 하느라 제대로 못 자는 경우도 많은데, 베개를 바꾸거나 명상 음악을 듣거나 수면을 돕는 약을 먹기도 한다. 그러나 수면장애가 있는 이명 환자라면 그 원인이 부신 때문은 아닌지 체크해봐야 한다.

타액호르몬 검사를 해보면 부신 호르몬에 문제가 있는 사람이 많다. 코르티솔은 아침에 눈을 뜨면 에너지가 올라갔다가 밤이 되면 잠이 드는 24시간 생체리듬을 유지하기 위해 중요한 호르몬이다. 코르티솔이 아침에 올라갔다가 밤에 떨어지는 대신 수면을 취할 때가 되면 멜라토닌의 분비가 증가된다. 그런데 이런 정상적인 리듬을 가지지 못하고 자야 되는 시간에 코르티솔이 높게 떠 있거나 아니면 하루 종일 정상 범위 이하로 떨어져 있는 사람들이 있다. 똑같이 밤에 잠을 못 자더라도 야간의 코르티솔 농도에 따라 증상이 조금씩 다르기 때문에, 수면제를 먹거나 다른 시도를 하기 전에 코르티솔을 꼭 체크해봐야 한다.

자야 할 밤에 코르티솔이 너무 올라가 있으면 정신이 말똥말똥한 상태다. "밤이 되면 더 열심히 일해요", "2시, 3시까지 깨어 있어요" 하는 환자들이 많다. 부신의 기능을 회복하는 데에는 식이요법도 중요하지만 생활습관이 반드시 바로잡혀야 한다. 너무 잠이 안 들면 진정 작용이 있는 테아닌이라는 영양소를 처방하기도 하지만, 중요한 것은 11시에는 반드시 잠자리에 들고 아침에 일찍 일어나도록 생체리듬을 되돌리는 것이다.

밤에 코르티솔이 너무 심하게 떨어져 있으면 뇌는 위기를 감지한다. '혈압과 혈당이 떨어져 있어서 우리 주인이 너무 위험하다'고 판단할 것이다. 위험한 상황인데 자고 있으면 각성시키는 시스템이 작동된다. 그러면 악몽에 시달린다든지 저혈당과 관련된 증상으로 식은땀을 흘리거나 깊게 잠을 못 잔다. 이럴 때는 잠자기 2시간 전에 찐 단호박을 껍질째 먹거나 따뜻한 우유와 바나나를 같이 먹으면 도움이 된다. 식이섬유가 들어 있는 당질 음식을 먹으면 자는 동안 혈당이 빨리 올라갔다가 떨어지지 않고 어느 정도 유지가 되기 때문에 각성 현상을 줄일 수 있다.

근육을 만들고
안정감을 주는 DHEA

부신이 건강할 때는 인슐린 증가, 염증반응, 독성물질, 전해질 불균형, 탈수, 세포 손상 증가, 자가면역반응, 저혈당 등으로부터 세포를 든든한 방패처럼 지키는 작용을 한다. 그런데 부신이 오랫동안 여러 요소에 지쳐서 무너져내리면, 부신으로부터 보호받던 세포는 저혈당에 빠지고 염증반응이 반복되어 자가면역반응이 쉽게 생긴다. 인슐린은 증가하고 탈수로 인해 전해질 불균형이 생겨 세포 손상에 그대로 노출되고 만다. 이로써 우리 몸속 세포들이 못 살 지경이 되어 다양한 부신피로 증상이 나타난다.

이런 스트레스 상황에 가장 먼저 분비가 감소되는 부신 호르몬은 DHEA(디히드로에피안드로스테론)다. 부신 기능이 많이 떨어진 사람들은 DHEA도 떨어져 있다. DHEA는 성호르몬을 만드는 전구체이기 때문에 남성은 남성답게 여성은 여성답게 만드는 역할을 한다. DHEA가 풍부하면 운동을 많이 안 해도 근육 생성이 잘 되고, 정서적으로는 안정감과 지구력을 유지할 수 있다.

염증도 스트레스도 없고 아주 평화로운 시기에는 모든 호르몬이 잘 만들어지지만, 상황이 여의치 않으면 우리 몸은 성호르몬은 포기하고 코르티솔을 만드는 데 집중할 것이다. 그래서 스트레스를 많이 받는 상황에서는 모든 대사에 변화가 생기고 성욕 감퇴가 나타나기도 한다.

근육을 지키는 DHEA가 하는 일

건강의 지표는 여러 가지가 있지만, 그중 적당한 근육량과 근력도 아주 중요한 요건 중 하나다. 근육이 줄어들면 관절염이나 노인성 질환으로 사망할 확률이 4배나 높아진다. 잘 발달된 근육을 만들기 위해 열심히 운동하는 사람이 늘어나고 있는데, 아무리 열심히 운동해도 근육이 잘 늘지 않는 사람들이 있다. 오히려 운동을 하면 할수록 더 피곤하고 살이 찐다는 사람도 있다. 무엇보다 면역을 위해서라도 근육의 관리는 중요한데, 이런 악순환에 빠져 있다면 DHEA 농도를 체크해봐야 한다.

DHEA가 하는 일을 살펴보면, 먼저 근육을 생성하고 지구력을 유지해준다. 한번 시작한 일은 끝을 꼭 맺는 사람이라면 DHEA가 잘 분비되고 있는 사람이다. 또 안정감을 가져다주는 역할을 하는데, DHEA의 분비가 떨어지는 사람은 특별한 근거가 없는데도 괜히 불안해지거나 미래가 암울하다는 느낌을 받는다. DHEA에서는 테스토스테론, 에스트로겐, 프로게스테론 같은 성호르몬이 만들어지기 때문에, 부신기능저하증이 있는 사람은 나이가 젊어도 성욕 감퇴를 겪곤 한다.

DHEA는 20대에 가장 많이 분비되고 나이가 들수록 분비가 감소한다. 똑같이 먹고 운동했는데도 나이가 들면 DHEA의 분비 감소로 근육의 생성량이 떨어진다. 그런데 DHEA를 감소시키는 원인이 노화에만 있는 것은 아니다. 부신은 DHEA 말고도 코르티솔을 분비하는데, 코르티솔이 에너지를 생성하고 항염증, 항알레르기 작용을 하는 등 생명 유지를 위해서는 상대적으로 더 긴급한 기능을 한다고 할 수 있다. 따라서 몸에 반복적인 염증이 있거나 스트레스가 지속되어 코르티솔이 떨어지면, 우리 몸은 DHEA를 적게 만들고 코르티솔을 더 만들려고 노력한다. 그런 이유로 본의 아니게 DHEA가 떨어지면 아무리 열심히 운동을 하고 단백질 셰이크를 먹어도 근육이 잘 생기지 않는다.

DHEA와 코르티솔을 지키는 법

부신을 건강하게 하려면 가장 중요한 것은 나쁜 영향을 주는 요인을 찾아서 그것을 제거하는 것이다. 많은 환자들이 간과하는 것인데, 영양제를 먹거나 주사를 맞거나 어떤 좋은 것을 하는 것보다 나쁜 것을 하지 않는 것이 훨씬 중요하다. 잘못하면 밑 빠진 독에 물 붓기가 될 수 있다.

DHEA 호르몬도 인위적으로 올리려고 노력하는 것보다 DHEA를 갉아먹지 않는 노력을 하는 것이 훨씬 중요하다. 부신 기능을 확인하기 위해서는 타액호르몬 검사나 혈액검사를 하는데, 이때 DHEA와 코르티솔 농도를 확인할 수 있다.

코르티솔과 DHEA는 둘 다 부신피질에서 생성되는 호르몬인데, 둘 사이의 밸런스가 중요하다. 코르티솔이 생명 유지와 관련돼 있다면 DHEA는 삶을 좀 더 풍요롭고 행복하게 만드는 기능이 있다. 상대적인 중요성은 코르티솔이 훨씬 높기 때문에 DHEA를 올리는 방법은 곧 코르티솔을 보호하는 것이 된다. 우리 몸에 여유가 있을 때는 코르티솔과 DHEA를 모두 만들 수 있지만, 위기 상황이 되면 둘 중에 하나를 우선적으로 결정해야 한다. 이때 우리 몸은 자연스럽게 DHEA를 포기하고 코르티솔을 조금이라도 더 만들려고 할 것이다.

그러면 코르티솔을 낮추는 상황은 어떤 것이 있을까? 아침에 부팅하는 역할을 하느라 코르티솔은 하루 중 아침에 가장 많이 분비된다. 그렇지만 우리가 어떤 일을 아주 열심히 할 때 파워를 내기 위해서는 혈압과 혈당을 올려야 에너지를 낼 수 있으므로 이때도 코르티솔이 올라간다. 코르티솔을 갉아먹는 것은 내가 가진 것 이상으로 목표를 세우고 에너지를 쓰는 것, 스트레스를 많이 받는 것, 염증을 일으키는 생활습관, 염증을 불러일으키는 음식 섭취, 알레르기에 노출된 환경에 있는 것 등이다.

많은 이명 환자들과 상담하다 보면 낮과 밤이 바뀐 생활을 하는 사람들이 꽤 많다는 걸 알 수 있다. DHEA를 올리는 방법이자 코르티솔을 갉아먹지 않는 방법은 잠 잘 자는 법, 알레르기를 피하는 법을 실천하는 것이기도 하다. 과도한 스트레스 상황을 피하고, 밤낮을 바꿔서 살지 않으려면 늦어도 밤 11시까지는 잠자리에 누워야 한다. 잠이 오지 않아도 일단 누워서 휴식을 취하는 것이 중요하다. 피로에 절어서 사는 생활은 부신을 다운시킬 수밖에 없다.

제성 씨(가명)는 두 달 전부터 왼쪽 귀에서 이명이 들린다고 했다. 당뇨에 고지혈증이 있었고 검사 결과 부신 기능이 가장 최저인 7단계였다(1~7단계 중 부신 기능이 가장 낮은 단계). 그는 예민한 스타일이었는데, 모든 일을 완벽하게 준비하려는 성향 때문에 밤늦게까지 일하는 날이 예사였고 피곤을 항상 달고 살았다. 게다가 병원에 왔을 때도 이명에 대해서 어찌나 공부를 열심히 했는지 각종 정보를 꿰고 있었다. 그에게 내린 처방은 "애써서 이명 공부하지 마세요"였다. 고갈된 부신 기능을 회복하기 위해서는 쉴 수 있을 때 충분히 휴식하고, 몸도 마음도 과하게 쓰지 않아야 한다. 제성 씨는 식이 개선을 통해 3개월 만에 이명이 거의 사라졌다.

갱년기에 이명이
잘 나타나는 이유

　50대 후반의 선희 씨(가명)는 몇 군데 병원을 거쳐서 우리 병원에 왔다. 한 곳에서는 노화로 인해 생긴 이명이어서 치료 방법이 없으니 그대로 적응하며 살라는 이야기를 들었고, 또 다른 곳에서는 체성이명이라고 진단받고 일자목을 교정하는 도수치료를 받았다고 한다. 처음에는 이명 증상이 좋아지는 듯싶었지만, 컨디션이 안 좋거나 몸이 찌뿌둥하면 다시 이명이 악화된다고 했다. 진로 문제로 아들과 오랫동안 갈등이 있었던 탓에 스트레스가 많았고, 이명이 생긴 후로는 불안증과 불면이 찾아와서 괴롭다고 했다.

　그녀는 40대 초반에 조기폐경이 왔다고 하는데, 그후로 예민한 생활이 이어져서 심리상담도 받고 있었다. 담낭 용종, 골다공증, 역류성 식도염이 연달아 찾아왔고, 가족력을 물어보니 어머니가 갑상선암 치료를 받았다고 한다. 여기저기 쑤시고 안 아픈 데가 없어서 전신에 근막침을 맞기도 했다.

30대나 40대의 이른 시기에 폐경이 왔다는 것은 이미 신체 밸런스가 안 맞는 상태라는 것을 뜻한다. 그녀는 조기폐경이 오기 전에도 힘겨운 일들을 겪었을 것이다. 식은땀을 흘리고 잠을 못 자는 갱년기 증상을 겪는 사람들 중에는 이명의 위험에 노출되는 사람이 많다. 부신이 번아웃(burnout) 될 때까지 과로나 스트레스가 지속된다면 50대에 갱년기가 되었을 때 그 증상은 심할 수밖에 없다.

60대의 갱년기 증상은 갱년기 때문이 아니다

난소에서 배란이 되지 않는 것을 '폐경'이라고 하고, 폐경 전후로 5년간의 기간을 '갱년기'라고 한다. 그런데 흔히 우리가 갱년기 증상이라고 알고 있는 얼굴의 홍조, 땀 흘리는 발한, 가슴 두근거림, 불면, 어지러움, 피로감 등이 갱년기 지나서 60대에 오는 사람들이 있다. 이런 증상들로 병원에 갔다가 갱년기라는 진단을 받고 오기도 하는데, 이것은 엄밀한 의미에서 갱년기가 아니다. 이런 사람들은 여성호르몬이 아니라 오히려 부신 기능이 떨어져서 증상이 왔다고 봐야 한다. 스트레스가 있거나 다른 염증 질환이 있어서 DHEA, 코르티솔이 다운되어 50대에는 없었던 증상이 60대에 나타난 것이다.

갱년기 여성은 관절통, 근육통으로 여기저기 아프다 보니까 그것이 해소되지 않으면 가까운 가족들로부터 "우리 엄마는 항상 아프대"라는 소리를 듣는다. 그 말에 마음이 상하면 갈등이 생기기도 한다. 또 어떤 사람들은 "저는 10년째 갱년기를 앓고 있어요"라고 한다. 그런 사람들은 부신 기능이 계속 떨어져 있는데 그걸 모른 채 살고 있는 것이다. 그런 사람일수록 이명이 잘 생긴다.

여성들에게 여성호르몬이 공급되는 파이프는 두 개가 있다. 하나는 난소, 하나는 부신이다. 건강한 여성은 난소에서도 에스트로겐이 만들어지지만 부신에서도 만들어진다. 부신이 건강한 사람은 폐경으로 난소에서 에스트로겐이 안 나와도 갑자기 에스트로겐 수치가 감소하지 않는다.

갱년기라는 건 난소에서 나오는 여성호르몬이 안 나오는 걸 말한다. 갱년기가 왔어도 부신이 건강하다면 여성호르몬을 공급받을 파이프가 하나 남아 있는 것이다. 그러나 부신이 건강하지 않은 사람은 이미 난소로만 여성호르몬을 공급받으며 버티고 있었는데 폐경이 와서 두 개의 파이프가 모두 끊긴 상태가 되어 갱년기 증상이 심해진다. 갱년기 증상이 심하다는 것은 그 전부터 부신의 기능이 많이 떨어져 있었다는 것이며, 이런 여성일수록 갱년기에 이명이 잘 나타난다.

갱년기에 부신의 기능을 높이는 법

여성들이 갱년기가 오면 석류, 콜라겐, 히알론산 등의 건강기능식품을 많이 먹는다. 이런 것들은 도움이 되기도 하지만, 에스트로겐과 프로게스테론의 비율이 안 맞는 사람들에게는 주의가 필요하다. 갱년기에 들어서면 처음에는 에스트로겐보다는 프로게스테론의 분비량이 먼저 감소하는 경향이 있다. 이때는 상대적으로 에스트로겐이 프로게스테론보다 더 우세한 상태에 있다. 이럴 때 에스트로겐 함량이 많은 음식을 먹으면 오히려 에스트로겐 우세증으로 또 다른 질환이 생길 수 있다.

갱년기 여성은 스트레스 관리가 중요하다. 2020~21년 코로나바이러스가 유행하자 환자들이 많이 했던 이야기가 있다. 갱년기 엄마가 사춘기 아이와 한 집에서 오래 시간을 보내면서 "울화가 올라온다"는 것이었다. 우울증, 불안, 만성피로가 더 심해졌기 때문이다. 누군가는 갱년기를 쉽게 넘어가고 누군가는 갱년기를 심하게 겪는 것은, 마치 사춘기를 심하게 겪는 아이가 있는 반면에 사춘기가 왔는지도 모르고 지나가는 아이들도 있는 것과 같다.

의료보험공단의 통계를 보면 스트레스 때문에 병원을 내원한 숫자가 가장 많은 집단은 40대, 50대 여성들이다. 이때는 자신에게 나타난 몸의 변화만 있는 것이 아니라 남편은 은퇴를 앞두고 있고 아이들은 입시를 앞두고 있고, 부모님은 여기저기 병이 생기기 시작하는 때다. 본인뿐 아니라 가족들의 모든 문제를 여성이 떠안는 경우가 많아서 극심한 스트레스에 시달리곤 한다. 그런 상황에 갱년기가 겹치니까 이명과 같은 다양한 증상이 나타나는 것이다. 이때 가장 신경써야 할 포인트는 부신의 건강이다.

첫째, 밤 11시에 자고 아침 7시경에 일어나는 습관을 유지해야 한다. 40대가 되면 멜라토닌의 분비가 떨어져서 똑같은 시간을 잤는데도 아침에 개운하지 않고 자꾸 피곤함을 느끼는 경우가 많다. 잠이 오지 않는다고 해서 늦게 자거나 자는 시간을 줄이면 부신의 기능은 더 떨어진다.

둘째, 비타민C, 비타민D, 마그네슘, 아연 등의 미네랄을 챙겨야 한다. 부신의 기능을 도와주는 야채를 많이 먹고 과일을 먹을 때는 껍질째 섭취해야 한다. 야채는 다양한 색깔을 골고루 먹어야 한다.

셋째, 운동은 두 가지 경우가 있다. 에너지가 있는 사람은 근력을 키우기 위해 근력운동과 유산소운동을 반반 하는 것이 좋다. 그러나 부신 기능이 떨어져서 여기저기 아프고 아침에 일어나기 힘든 사람은 요가나 스트레칭 같은 통증을 감소시키는 운동이 좋다. 열심히 운동하는 것이 오히려 부신 회복에 방해가 될 수 있다.

넷째, 내려놓는 생활태도를 갖는 것을 권한다. 이 시기의 여성들에게는 너무 많은 짐이 있다. 모든 것들을 다 해결하려는 마음을 내려놓고 스스로에게 관대해져야 한다. 가족들에게 자신의 문제를 스스로 해결할 수 있는 능력이 있다고 믿고 맡기는 것이 중요하다.

부신과 갑상선이 함께
에너지를 올린다

선혜 씨(가명)는 갑상선 약을 10년째 먹고 있다는 60대 초반의 여성이었다. 혈액검사상으로는 갑상선 관련 호르몬(TSH, T3, T4 등) 수치가 모두 정상인데 그녀는 힘겨운 나날을 보내고 있었다. 이명이 들리는 데다가 만성피로가 있고, 머리가 아프고 손발이 차서 수지침을 매일 맞는다고 했다. 눈이 자꾸 처져서 눈꺼풀을 가리니까 6개월 전 성형외과에서 이마를 당기는 수술을 했다고 하는데, 수술 후에 하나도 좋아지지 않았다고 한다. 갑상선기능저하증이 있으면 부종이 있을 수 있는데 이것을 외과 수술로 해결해보려고 했으나 개선이 안 된 것이다.

그녀는 관절염도 있는 데다가 고지혈증 약도 먹는다고 했다. 눈의 붓기는 좋아지지 않고 귀에서는 이명이 들리고 머리는 묵직하고 손발은 차가운데 등에서는 열이 난다고 하소연했다.

선혜 씨처럼 갑상선 수치는 정상인데 실제로는 힘겨운 증상을 겪는 경우가 많다. 갑상선 수치와 환자의 상태는 별개일 수 있다. 일반 병원과 달리 기능의학 병원에서는 갑상선호르몬의 수치가 정상인지 보는 것이 아니라 갑상선호르몬이 세포에 들어가서 잘 작용하는지, 기능 저하의 증상이 없는지를 보고 정상 여부를 가린 다. 약을 먹고 있는데도 증상이 나타나면 세포의 레벨에서는 갑상 선호르몬 기능 저하인 것이다.

그녀는 갑상선 정상화를 위한 미네랄 치료와 함께 염증을 없애 기 위한 당독소 해독 5일식도 병행했다. 그 결과 "이명도 거의 안 들 리고 눈도 열렸어요"라고 했다. 눈의 붓기가 가라앉고 자는 시간도 많이 개선됐으며, 무겁고 쥐가 잘 나던 다리도 가벼워졌다고 했다.

갑상선 기능이 저하되면 부신은 더 피로하다

내분비 시스템에서 갑상선호르몬, 부신호르몬, 여성호르몬은 상호 영향을 미친다. 갑상선호르몬이 떨어졌을 때도 부신호르몬 이 떨어졌을 때도 피곤한 증상이 있다. 아침이 되면 부신은 몸에 시동을 거는 역할을 하는데, 부신피로 환자들은 시동이 안 걸리기 때문에 오전 시간이 피곤하다. 반면 갑상선호르몬이 떨어지면 하 루 종일 피곤하다.

step 1에서 다뤘던 장누수 현상이 생겨서 몸 안에 염증이 생기 면 장 점막에서 생긴 자가면역성 경향이 온몸을 공격한다. 갑상선 기능저하증은 자가면역반응으로 갑상선에 염증이 생겼다 나았다 반복하는 과정에서 갑상선이 손상되면서 갑상선호르몬이 잘 나오지 않는 것이다. 그 과정에서 염증을 없애느라 부신호르몬인 코르티솔이 자꾸 소모된다.

갑상선은 목의 앞부분 정중앙에 자리잡고 있는 나비 모양의 내분비샘으로, 열을 내고 에너지를 내는 작용을 한다. 부신도 역시 에너지를 만드는 작용을 한다. 둘이 힘을 합해 일해야 하는데, 갑상선 기능이 떨어지면 그만큼 부신은 더 많은 일을 해야 한다. 이것 때문에도 부신은 피곤해진다. 항염증 작용을 하느라 피곤하고 갑상선이 일을 못해서 두 배 몫을 하느라 피곤한 상황이 되는 것이다. 그래서 갑상선 기능 저하가 있는 사람은 정도의 차이는 있지만 부신 기능도 떨어져 있다.

장누수가 오면 부신피로도 잘 생긴다. 소장은 영양소 흡수와 외부 물질이 내 몸에 들어오지 못하게 하는 방어 작용을 하는데, 소장에 누수가 있다는 것은 그런 방어 기능이 작동하지 않고 있다는 뜻이다. 장누수 환자는 소장에서 영양소 흡수도 잘 안 된다. 영양소 흡수가 잘 안 되면 대표적으로 흡수해야 하는 미네랄인 철분, 칼슘 등이 부족해진다. 철분이 부족하면 빈혈이 오고 그 때문에 또 우리 몸은 피로해진다. 철분이 우리 몸에서 하는 일은 산소를 공급하는 것인데, 빈혈 환자는 산소 공급이 안 되니까 하루 종일 피로하다. 만성피로가 온 환자들은 빈혈 때문일 수도 있고 부신피로 때문일 수도 있다. 또는 갑상선 때문일 수도 있고, 이 모든 것을 다 가지고 있을 수도 있다.

갑상선 기능 저하 자가진단법

이명의 원인은 부신피로일 수도 있지만, 갑상선 기능이 떨어지는 것도 원인이 될 수 있으므로 이 부분도 체크를 해봐야 한다. 다음 체크리스트를 살펴보고 6개 이상 해당한다면 정밀진단이 필요하다.

갑상선기능저하증 체크리스트 ∨

□ 쉽게 피로하고 무기력하다.

□ 남들에 비해 추위를 아주 많이 탄다.

□ 입맛은 없는데 체중이 자꾸 늘어난다.

□ 최근에 목이 많이 튀어나왔다.

□ 피부가 푸석푸석하고 모래같이 거칠게 변했다.

□ 눈썹이 빠진다.

□ 숨쉬기가 힘들다.

□ 변비가 심해졌다.

□ 얼굴이나 팔다리가 붓는다.

□ 남들이 말과 동작이 느려졌다고 한다.

□ 혀가 두껍고 커진 느낌이다.

□ 쉰 목소리가 난다.

갑상선호르몬은 신진대사를 왕성하게 하여 성장과 발육에 중요한 역할을 하고 젊음을 유지시켜주지만, 갑상선호르몬의 기능 이상이 생기면 대사 활동이 원활하지 못하게 된다. 갑상선호르몬의 기능이 떨어질 경우 하루 종일 에너지 부족 현상에 시달리기 때문에 단것을 자꾸 먹어서 탄수화물 중독증이 생기기도 쉽다.

갑상선의 역할을 쉽게 이야기하자면 우리 몸의 모든 속도를 조절하는 곳이다. 기초대사율, 심혈관계의 수축력, 장의 운동 속도, 근육의 수축력, 혈중 콜레스테롤 수치, 태아의 성장과 발달에 영향을 미친다. 그래서 갑상선기능저하증이 생기면 머리부터 발끝까지 온몸의 속도를 느리게 만든다. 심장 박동이 느려지는 데다가 장 운동이 느려져 소화가 잘 안 되고 변비가 심해진다. 식욕이 떨어져서 식사량은 줄지만 기초대사량도 떨어지기 때문에 체중이 쉽게 늘어나고 살이 잘 빠지지 않는다. 그럼에도 불구하고 에너지는 늘 부족해서 쉽게 피곤하고 추위를 타고 몸의 중심에서 가장 먼 손발이 차가워진다. 혈액순환이 잘 되지 않기 때문에 피부와 두피가 건조해지고 몸이 쉽게 붓는다. 또 기억력이 저하되고 목소리가 쉬고 말이 느려지면서 정서적으로도 매우 힘들어하고 우울증이 나타나기도 한다.

뇌 기능 불균형으로 이명이 생긴다

대뇌에서 소리 신호가
잘못 처리된다면

이명은 뇌 기능의 변화와도 관련이 크다. 소리 자극으로 와우신경(cochlear nerve)의 청각 흥분이 발생하여 여러 단계의 시냅스를 거치면서 청각을 담당하는 대뇌피질로 전달되면 우리가 소리를 느끼게 된다. 내이로 전달되며 바뀐 전기적 신호는 뇌간(brainstem)의 연수(medullary oblongata)와 중뇌(midbrain)을 거쳐, 후각을 제외한 모든 감각정보를 받아들이는 시상(thalamus)으로 보내진다. 시상은 들어온 자극들을 이와 관련된 뇌 영역으로 보내는 일종의 라우터(router) 역할을 한다. 시상으로 전달된 청각 신호는 측두엽에 있는 청각피질, 편도체, 전전두엽 등으로 신호를 보낸다.

그림에서 보는 바와 같이 시상에서 대뇌피질로 신호가 전달되면 우리가 소리를 인식하게 된다. 이런 소리가 지나치다고 여겨지면 대뇌피질로부터 시상망상핵으로 (-) 되먹임이 일어나 소리전달을 억제한다. 시상망상핵은 주로 억제성 신경전달물질인 가

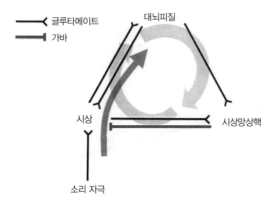

| 시상피질 회로 |

글루타메이트
가바
대뇌피질
시상
시상망상핵
소리 자극

출처: 「Annual Review of Vision Science」 Vol. 5:295-315, 2019.

바(GABA)로 구성되어 있다. 중추신경계 이상으로 글루타메이트 (glutamate)가 과활성화되면 대뇌피질에서 부적절한 소리를 반복해서 느끼게 된다. 또는 시상망상핵의 기능 저하로 적절히 소리 신호 전달을 차단하지 못하면 들리지 않아야 할 소리가 계속해서 전달된다.

소리 자극이 전달되고 분석되고 대응하는 일련의 과정에서 어딘가에 문제가 생겼을 때 무의미한 소리를 걸러내지 못하고 이명이 생기는 것이다.

이명은 우울, 불안, 불면을 동반한다

이명 환자들의 40~60% 정도는 불면증, 불안, 우울증을 경험한다고 한다. 전전두엽과 편도체가 시상과 밀접한 시냅스를 형성하고 있는 것을 생각하면 이해할 수 있다.

이명을 호소하던 선영 씨(가명)는 공황장애와 소화불량이 함께 있는 환자였다. 예약한 시간에 나타나지 않아 연락을 했더니 운전하고 오는 중에 터널을 통과하려고 하는데 너무 답답하고 호흡이 안 돼서 병원에 못 오고 있다고 했다. 호흡 곤란이나 긴장 상태가 나타나는 증상은 이명 환자 중에 꽤 많이 있다. 그럴 때 상당한 효과를 발휘하는 치료 중에 경두개자기자극(TMS) 치료가 있다.

TMS는 전도 전자기 코일에 강력한 전류를 흘려 발생한 자기장이 두피와 두개골을 통과해서 뇌에 반복적으로 자극을 줌으로써 뇌의 특정 부위를 활성화시키거나 안정화시키는 치료다. 선영 씨의 경우 여러 기능의학적 검사와 정량뇌파 검사 결과를 보니 에너지가 굉장히 고갈된 상태였고, 이 때문에 뇌의 활성화가 심하게 불균형해지는 변화가 일어난 것으로 생각되었다. 이런 불균형을 교정하기 위해 TMS로 뇌파의 균형을 맞추는 치료를 지속했다. 에너지 부족을 개선하는 기능의학적 치료도 병행했는데, 이명 증상은 한 달 후에 없어졌고 덩달아 업무수행력도 향상됐다고 만족해했다.

뇌는 신경계와 연결되어 작용하고 호르몬계, 면역계와도 상호작용을 한다. HPA축은 시상하부, 뇌하수체, 부신으로 연결되는 한 축(axis)인데, 불안장애, 우울증, 불면, 만성피로, 과민성 장증후군 등과 연관이 있다. 또한 전전두엽과 측좌핵(nucleus accumbens)이 기능 이상으로 과활성화되었을 때 만성 이명이 발생하며, 이는 정서적인 원인으로 이명이 발생할 수 있다는 것을 뜻한다.

그동안 내원했던 이명 환자들을 살펴보면 신경정신과에 가서 항우울제, 항불안제 처방을 받아서 복용했는데도 낫지 않았다는 경우가 많다. 뇌 기능의 밸런스가 깨져 있는 상태에서 부신 기능 저하, 갑상선 기능 저하, 장누수증후군, 혈액순환 문제 등이 복합적으로 작용해서 이명을 발현시켰기 때문이라고 짐작된다.

밸런스가 깨지면 신호 체계가 엉망이 된다

이명 환자 중에는 잠을 못 잔다는 분을 아주 흔하게 찾아볼 수 있다. 자다가 귀에서 소리가 들려서 깨기도 하지만, 아예 잠이 들지 않아서 며칠씩 밤을 새고 눈이 빨갛게 된 채 내원하는 경우도 흔하다.

감각정보의 전달 과정에서는 교세포 중 하나인 성상교세포가 억제성 신경전달물질인 가바를 생성 분비하고 있다고 한다. 최근 국내의 한 연구에 따르면, 가바가 신경세포의 반응 강도를 세분화하여 감각신호에 다양히게 빈응하도록 하는 역할을 한다고 한다. 시냅스의 정보 통합에 방해가 되는 불필요한 신호(잡음)을 제거하고, 신경세포의 신호 전달 속도를 높여 신호 처리의 효율을 높이는 것이다.

지금까지 알려진 신경전달물질에는 200여 가지가 있는데, 우리가 음식을 먹으면 각종 아미노산이 미네랄의 도움으로 대사 과정을 거쳐 세로토닌 같은 신경전달물질을 만들어낸다. 뇌의 특정 부분이 과활성화됐다든가 활성도가 떨어지면 억제하는 물질이나 흥분성 물질이 자극해서 다시 균형을 맞추곤 한다.

그러나 이 밸런스가 깨졌을 때 문제가 발생한다. 노르에피네프린은 위기 상황일 때 스트레스에 반응하며, 집중력, 각성, 에너지를 준다. 그렇지만 잘못 반응해서 결과가 나쁘면 우울해질 수도 있고 불안, 공포, 불면증이 생기기도 한다. 세로토닌은 안정감, 이완의 작용을 하지만, 잘못되면 강박적 사고, 불면증 등으로 이어지기도 한다.

이명 환자나 수면장애, 우울증, 불안장애 등에 시달리는 사람들은 뇌의 특정 부분이 과활성화돼 있거나 저활성화돼 있는 경우가 많다. 이명의 발생기전이 명확하게 밝혀져 있진 않지만, 가설 중 하나는 신경전달물질 중 억제성 가바와 흥분성 글루타메이트의 불균형에서 발생한다는 것이다. 불면, 불안, 우울에 관여하는 신경전달물질과 이명에 관련된 신경전달물질의 불균형에 대해서는 TMS 치료를 하면 다시 균형을 찾고 충분히 효과를 볼 수 있다는 연구들이 많이 나오고 있는데, 이 점은 참 다행스러운 일이다.

자율신경과 뇌파를
조절하는 TMS 치료

TMS(경두개자기자극, Transcranial magnetic stimulation) 치료는 전자기 코일에서 국소적으로 자기장을 형성한 후 두개골을 통과시켜 대뇌피질의 특정 영역을 자극해 뇌 활성도를 흥분시키거나 억제시키는 치료법이다. 기계로 들어온 전기적 자극에 의해 생성된 자기장이 트랜스듀서를 통해 뇌에 반복적으로 전해지는 형태다. 증상에 따라 뇌의 왼쪽이나 오른쪽에 자극을 주거나 앞쪽에 자극을 줄 수도 있다.

TMS 치료는 비침습적 방법으로 환자는 앉아 있기만 하면 되는데, 중추신경 조절이 가능한 안전한 방법으로 전세계적으로 우울증, 불안장애, 불면증, 이명 등에 널리 사용되고 있다. 일명 '전자약'이라고 불리는 TMS 치료는 약을 먹지 않고도 치료할 수 있는 방법으로, 약물이 몸에 들어가서 분해 흡수되고 대사되는 과정에서 생길 수 있는 부작용도 예방할 수 있다.

정량뇌파 검사와 자율신경 검사를 통해 파악된 환자의 상태에 따라 가장 적합한 부위에 적절한 강도와 시간을 선택한다. 그래서 같은 TMS 기계라 해도 어느 부위에 어떤 강도와 시간을 들였냐에 따라 효과가 달라질 수 있다. 우리 병원에 온 환자들 중에는 "다른 곳에서도 TMS 치료를 받아봤는데 여기서는 효과가 달랐다"는 피드백을 주는 경우가 많다.

TMS 치료 후에 가끔은 환자들이 "지금은 괜찮은데 재발하면 어떡해요?" 걱정하는 경우도 있다. 이는 신경가소성(neural plasticity)이라는 개념으로 치료의 변화를 설명할 수 있다. 뇌의 구조적, 기능적 변화로 뇌가 재조직화되어 회복이 일어나는 기전이기 때문에 치료를 멈췄다고 해서 예전으로 돌아가지 않고 효과는 지속된다.

세브란스병원 문인석·배성훈 교수팀이 '만성 이명에서의 경두개 자기자극과 경두개 직류자극 치료 효과와 비교'라는 제목으로 《저널 오브 클리니컬 메디슨(Journal of clinical medicine)》에 발표한 논문에 의하면 경두개자기자극(TMS) 치료는 만성이명 환자에게 효과가 있었고, 치료 기간이 짧아도 효과는 장기간 유지되었다고 한다. 약물치료에 반응이 없는 6개월 이상의 만성 이명 환자들 69명에게 실시한 연구이며, 경두개자기자극을 만성 이명 환자 33명에게, 경두개직류자극을 36명의 환자에게 대뇌의 신경세포 활성을 조절하기 위한 목적으로 실시했다. 치료는 5일 동안 매일 10분씩 실시했으며, 치료 전후, 치료 1개월 후 시점에서의 이명 증상의 변화를 비교했다. 그 결과 두 치료 모두 이명 증상이 개선됐으며, 5일

간의 치료로 1개월 후 시점에 이명 증상은 더 좋아지는 결과를 보였다.

자율신경 검사로 뇌 긴장도를 체크한다

자율신경은 호르몬의 분비, 호흡, 대사, 체온, 소화, 배설, 생식 등 생명활동의 기본이 되는 기능을 조절한다. 무의식적으로 작동하며 내분비 기관과 함께 항상성을 유지한다. '자율신경'이란 이름은 나의 의지와 상관없이 자율적으로 작동하기 때문에 붙여졌다.

자율신경계는 기능적으로는 교감신경과 부교감신경이 길항 관계로 작동한다. 교감신경이 항진되는 상황은 산길에서 뱀을 만났다든지, 집에 도둑이 들었을 때의 상황을 생각해 보면 된다. 동공이 커지고 입이 바짝바짝 마르고 가슴이 두근두근거리면서 소화가 안 된다. 위기 상황에서 도망가기 쉽게 뇌, 심장, 근육의 혈액 공급을 증가시킨다. 정서적으로는 각성, 경계, 분노, 놀람 등의 반응을 보인다.

반대로 부교감신경은 맛있는 음식을 먹거나 사람들에게서 사랑을 받고 명상을 하거나 푹 잘 때 항진된다. 동공이 작아지고 침과 소화액의 분비가 잘 되고 심장이 천천히 뛰고 장의 혈류가 증가한다. 체내 에너지를 보존하고 저장하는 반응이 일어나는 것이다.

교감신경과 부교감신경의 작용은 상황이나 시기에 맞춰서 유연하면서도 적절하게 잘 조절돼야 하는데, 그런 조절이 되지 않으면 자율신경 기능 이상이 생긴다. 뇌가 어떤 일에 대해서 불안하거나 걱정하는 것을 계속하면 교감신경을 계속 활동시킨다. 그런데 잠을 자야 하거나 밥을 먹고 소화시켜야 할 때도 교감신경 활성화 상태가 계속된다면 균형이 깨져서 각 기관들이 탈이 난다.

건강한 사람의 교감신경, 부교감신경 활성도 비율은 5:5 또는 교감신경이 약간 높은 6:4다. 자율신경 검사를 했을 때 교감신경 활성도가 높은 것으로 나오면 긴장도가 높다는 것을 의미한다. 과활성화된 부분은 TMS로 낮춰주는 치료를 할 수 있다. 부교감신경이 과활성화돼 있으면 떨어져 있는 교감신경을 살짝 높여주는 치료를 한다.

그동안의 TMS 치료 경험을 보면, 이명 환자는 예민하고 사소한 사건에 집착하고 여러 가지 생각이 많으며 잠시도 가만히 있지 못하고 생산적인 활동을 해야만 하는 강박 성향의 사람들이 많았던 것 같다. 좀더 많은 자료가 축적돼야겠지만 주로 교감신경이 과활성화된 분들이었다.

정량뇌파 검사로 맞춤치료가 가능하다

우리의 뇌는 약 1천억 개의 뉴런으로 구성되어 있는데, 뇌파는 뉴런에서 나오는 활동전류(action current)로 인한 전압 변동을 측정한 것이다. TMS 치료를 적용할 때 자율신경 이상과 더불어 뇌파의 이상 상태를 함께 살펴보는 것은 중요하다.

자동차에 어떤 문제가 생기면 엔진에서 이상한 소리가 나는 것처럼, 뇌 기능에 이상이 생기면 자각 증상으로 나타나면서 뇌의 전기적 흐름이 바뀌고 뇌파에 이상 신호를 보인다. 이러한 이상 신호를 정밀하게 잘 잡아낼 수 있는 것이 뇌파 검사이고, 그중에서도 정량뇌파는 디지털화된 분석이라 색과 선으로 나타내준다. 이것으로 뇌 건강에 대한 객관적인 데이터를 알 수 있다.

뇌의 파형(brain wave)은 세포들의 생화학적 상호작용에 의해 발생하는 이온 흐름 때문에 생성되는 뇌의 전기적 활동이다. 따라서 정량뇌파 결과를 보면 어느 부위에 뇌 기능이 떨어지거나 과활성화 상태인지 판단할 수 있다. 뇌 기능의 불균형을 조절하기 위한 개인별 맞춤치료는 자율신경 검사와 뇌파 검사 결과를 모두 살펴봄으로써 효과를 높일 수 있다.

TMS 치료의 목표는 알파, 베타, 하이베타, 세타, 델타 등 다양한 뇌파의 유형들이 모두 균형을 이루게 하는 것이다. 환자의 자각 증상을 참고해 최선의 치료 방법을 찾아갈 수 있다.

이명 환자는
교감신경이 높다고?

이명 환자는 거의 모두 육체적이나 정신적인 스트레스를 받은 경험이 있다. 스트레스를 많이 받은 사람은 고혈압이나 당뇨가 생길 확률이 아주 높아지는데, 이것은 자율신경과도 관련이 있다. 교감신경은 심장박동수를 높이고 부교감신경은 심장박동수를 낮추는데, 스트레스로 인해 교감신경이 계속 활성화를 띠면 혈압이 계속 높은 상태를 유지하다가 결국은 조절 능력이 떨어져서 고혈압이 된다. 게다가 HPA축(시상하부-뇌하수체-부신 축)을 통해서 부신의 코르티솔, 알도스테론 분비에도 영향을 미치면 상황은 더 복잡해진다.

자율신경 기능 이상을 이야기할 때 누적된 스트레스로 교감신경이 항진된 것이 원인이라고 주장하는 경우가 많다. 임상에서 우리가 본 환자들도 다른 병원에서 긴장을 줄여주는 안정제, 근육이완제 등을 처방받았다고 하는 경우가 많았다. 그러나 기능의학 검사를 하고 다시 살펴보면 교감신경의 작용이 오히려 많이 떨어져 있고 부교감신경이 상대적으로 항진된 환자들도 많았다. 겉으로 보기에는 다소 피로해 보이고 편안해 보이기도 하지만, 실제로는 에너지가 번아웃된 상태인 것이다. 이런 분들에게는 이완하고 릴렉스시키는 치료가 아니라 오히려 교감신경을 항진시키는 치료가 필요하다. 개인의 상태에 딱 맞는 맞춤치료가 필요한 것이다.

교감신경이 떨어져 있는데 안정제를?

미경 씨(가명)는 서른 살 무렵에 시작된 이명이 벌써 30년이 넘었다고 했다. 처음엔 심한 게 아니어서 잘 견뎌내곤 했는데, 2년 전 디스크 수술을 하고 나서 체력 회복이 안 되더니 만성적인 피로가 계속되다가 두세 달 전부터는 갑자기 심해져서 견디기 힘들 정도라고 했다.

대학병원에서 MRI와 CT 촬영을 했지만 이상은 발견되지 않았고, 어지럼증이라도 없애려고 안정제를 처방받아서 먹었는데 상태는 더 악화되었다. 아들을 못 알아볼 정도였다고 하니까 가족들의 걱정이 이만저만이 아니었다. 이후에 뇌 영양제를 처방받아서 먹고 조금 좋아지긴 했지만, 큰 차도는 없었다고 한다.

우리 병원에 내원했을 때 그녀는 많이 자야 하루에 3시간 30분 정도밖에 못 잔다고 했다. 새벽 3시 정도에 어김없이 깨서는 다시 잠이 들지 않는다고 했다. 그렇다고 낮잠에 드는 것도 아니었다.

자율신경 검사를 했더니 교감신경과 부교감신경의 활성도 비율이 2:8 정도로 부교감신경이 높았다. 외부환경 변화에 대한 적응력이 떨어져 있었고, 자율신경 파워도 낮았다. 이렇게 부교감신경이 떨어져 있는 환자가 안정제를 먹었으니까 오히려 악화됐던 것이라고 짐작할 수 있었다.

그녀는 당뇨 약도 먹고 있었기 때문에 식이요법과 부신 기능을 강화하는 영양요법, 생활요법, TMS 치료를 병행했다. 가장 치료 효과가 좋았던 것은 TMS였던 것으로 추정되는데, 치료가 진행된 지 6회 만에 드라마틱하게 효과가 있었다. 일주일에 2회 실시했으니까 3주 만에 좋아진 것인데, 이명이 최고였던 상태를 10의 강도라고 한다면 TMS 치료 후 0 내지 1로 떨어졌다고 한다.

생활요법으로는 불면증 개선을 위해 밤 11시에는 무조건 누워 있도록 했고, 수면 호르몬 분비를 돕는 식생활 개선을 상담했다. 신체 밸런스를 깨뜨리는 여러 문제를 찾아내서 그것을 개선하는 것이 이명 치료의 핵심 중 하나다. 미경 씨의 경우에는 뇌신경 불균형 문제가 가장 컸던 것으로 보인다.

스트레스가 장기화되면 교감신경도 지친다

자율신경의 상태는 계속 바뀌기 때문에 현재 환자 상태를 알려면 예전에 검사한 적이 있어도 다시 검사를 하는 것이 원칙이다. 검사 결과는 금방 나오고 자율신경 검사만으로도 굉장히 많은 정보를 알 수 있기 때문에 진료실에서 환자가 말하지 않아도 그분의 상태를 설명해주는 것이 자율신경계 검사(HRV)다.

자율신경 상태는 그때그때 변하지만 늘 교감신경 우세인 사람들이 있다. 반면 부교감신경이 엄청 높은 사람들이 있는데, 검사 결과지에서 에너지(power) 점수를 함께 봐야 정확한 상태를 알 수 있다. 일반적으로 교감신경이 높으면 활동적인 사람이지만 에너지 점수가 떨어져 있다면 다른 문제가 있는 것이다. 교감신경이 높다는 것은 굉장히 긴장되어 있다는 것이고, 동시에 에너지가 낮다는 것은 몸이 말을 안 들으니까 마음과 몸이 따로 놀고 있다는 뜻이 된다. 마음은 무척 동기부여가 되어 있고 예민해져 있는데, 싸우기가 힘드니까 스트레스를 받아도 말을 못하는 상태인 것이다. 그래서 굉장히 짜증나 있는데 꾹 참고 있을 가능성이 많다. 한마디로 화병이 나 있는 것이다.

스트레스가 오래 돼서 만성피로가 되면 그때는 부교감신경이 우세하면서 에너지가 떨어지는 경우가 많다. 전형적인 부신 기능 저하의 상태다. 이럴 때 환자에게 "이 상태로 어떻게 사셨어요" 하면 한참 동안 우는 사람도 있다. 남편도 인정 안 해주고 자식들도 귀찮아하던 자신의 만성피로를 자율신경 검사지만 보고 의사가 깜짝 놀라면서 인정해주니까 그것만으로도 위로 받는 것이다. 이런 상태에 따라 신경안정제를 쓸 것인가 세로토닌을 자극시킬 것인가 약물치료도 달라져야 한다.

에너지 파워가 떨어졌던 분들은 치료 후에 에너지가 올라오기 때문에 집에 가면 변화가 생긴다. 스트레스를 받는데도 응대를 못했던 사람은 치료 효과를 보고 에너지가 올라오니까 집에 가서 싸우는 일이 생긴다. "남편이 '왜 치료만 받고 오면 못돼지는 거냐'라고 말해요" 하는 환자들도 있다. 그렇지만 그 자체가 치료 과정이고 자연스러운 일이다. 원래는 도망칠 것인가 싸울 것인가(fight or flight) 결정해야 하는 스트레스 상황에서 싸워야 하지만(fight), 그렇지 못하고 도망다니기만 했던 것(flight)이 문제였기 때문이다.

교감신경, 부교감신경의 균형을 맞추는 방법 중에는 영양제, 생활요법도 있지만, TMS 치료의 도움을 받는 경우가 많다. 이명으로 불면증이 온 경우에도 다양한 패턴이 있어서, 교감신경이 올라서 잠을 못 자는 것이 아니라 오히려 떨어져 있는 사람도 많다. 또 어떤 사람은 에너지가 넘치고 생각이 너무 많아서 잠을 잘 못자기도 한다. 모두가 같은 상황은 아니기 때문에 환자의 상태를 먼저 체크하는 것은 그만큼 중요하다.

TMS라는 기기도 어떻게 사용하는가에 따라 다양한 결과를 보여준다. 신체적 치료와 뇌파를 조절해나가는 것이 기본이지만, 우선 환자가 어떤 심리 상태인지, 정서적으로 어떠한지 매번 상담을 통해서 평가해가면서 TMS를 적용해야 효과가 극대화될 수 있다.

뇌와 장은 연결돼 있다, 장뇌축

뇌 기능에 문제가 있다고 하면 뇌만 생각하기 쉽지만 의외로 장 건강이 큰 영향을 미친다. 단것을 먹으면 기분이 좋아지고 스트레스로 긴장하면 배가 아픈 것은 장뇌축(gut-brain axis)으로 뇌와 장이 연결되어 있기 때문이다. 장뇌축은 일방향이 아니라 쌍방향으로 서로 소통을 하며, 장이 나쁘면 뇌도 나빠지고, 뇌가 나빠지면 장도 나빠진다.

그동안 향정신성 약물을 처방하면서 어떻게 하면 약의 부작용을 줄일 수 있을까 고민을 많이 해왔다. 충분한 약물을 사용하는 것도 중요하지만, 최소한의 용량을 사용하면서 치료에 도움이 될 수 있는 방법을 찾아야 했다. 그 답을 최근 몇 년 사이에 발표된 무수히 많은 논문들 중 장뇌축에 관한 것들에서 찾았다. 장을 건강하게 하는 것이 정신적인 증상을 호전하는 데 상당히 도움이 된다는 결론을 내린 논문들이었다. 뇌의 건강을 위해서는 장을 건강하게 해야 되는 것이다.

뇌와 장의 소통 체계에는 면역계 신경이 있고 자율신경이 있고, 내분비계 신경이 있다. 특히 시상하부, 뇌하수체, 부신으로 연결되는 HPA축은 다른 내분비와 다르다. 뇌에서 분비물질이 나와서 혈류를 타고 내려오는 것이 아니라 신경을 따라서 곧바로 부신으로 내려온다. 부신수질은 신경의 변형이며 뇌와 직통으로 연결된다.

부신에서는 여러 가지 호르몬이 분비되는데, 부신피질에서 알도스테론, 코르티솔, DHEA도 나오지만, 부신수질에서 에피네프린, 노르에피네프린(노르아드레날린)도 나온다. 부신피질 호르몬 두 가지는 교감신경을 담당한다. HPA축이 활성화됐다는 것은 교감신경이 활성화됐다는 것과 같은 말이 된다.

우리는 신경전달물질이 뇌에서만 분비된다고 생각하기 쉽지만, 세로토닌은 대부분 장에서 만들어진다. 노르에피네프린도 역시 뇌에서만 나오는 것이 아니라 부신수질에서도 분비된다. 음식을 먹으면 도파민이 만들어지고 그 다음에 만들어지는 것이 노르에피네프린이다.

과도한 스트레스나 육체적 피로에 의해 자율신경계의 이상이 생기면 몸이 무겁거나 손발이 찬 증상이 생기는 경우가 많다. 또 두통, 현기증, 가슴 두근거림, 불면증, 변비, 설사, 식욕 부진 등이 증상으로 나타난다. 이런 증상에 대한 치료는 식습관의 변화와 영양 요법이 함께 실시돼야 효과가 좋다. 임상 현장에서 기능의학적 검사를 해보면 체내에서 일어나는 만성감염이나 철분 부족 같은 것이 자율신경 이상으로 이어지는 경우가 많다는 걸 알 수 있다. 식사한 음식물을 분해 흡수해서 에너지로 쓰는 능력, 각종 호르몬들의 기능, 신경계의 기능들이 모두 건강하고 균형을 이뤄야 우리 몸 곳곳의 기능이 잘 돌아가기 때문이다. 우리 몸 전체를 하나의 시스템으로 이해하고 치료하는 것이 중요하다.

장에도 뇌가 있다?

'장은 제2의 뇌(second brain)'라는 말이 있다. 머리에도 뇌가 있지만 장에도 뇌가 있다는 것인데, 그것을 관장하는 것이 장신경계(Enteric Nervous System, ENS)다. 뇌에는 약 1천억 개의 뉴런이 있고, 장에는 5억 개의 뉴런이 있다. 뇌에서는 기분(mood), 운동 등을 관장하는 100여 종의 신경전달물질이 나오며, 장에서는 40여 종의 신경전달물질이 나오는데 이것도 우리의 정서적 상태와 행동을 유발한다. 장의 기능이 떨어지면 신경전달물질의 환경이 깨져 우울감, 강박 등의 정서적인 문제를 유발할 수 있다.

행복감을 느끼고 성취 욕구를 일으키는 도파민이라는 신경전달물질은 뇌에서 50% 생성되는데, 나머지 50%는 장에서 생성된다. 뇌 기능이 불균형해서 도파민의 분비가 적어지면 우울증이 발생하고, 과도하게 분비되면 조증이 생기거나 중독에 빠질 수 있다.

'행복 호르몬'이라고 부르는 세로토닌의 농도가 밸런스를 찾지 못할 때는 나도 모르게 어떤 행동을 강박적으로 한다든지 어떤 생각을 강박적으로 하는 상태가 된다. 세로토닌은 뇌에서 5~10% 정도만 생성되며, 나머지 90~95%는 장에서 생성된다. 불안하거나 우울하거나 상황에 맞지 않는 감정이 들 때 뇌 기능도 중요하지만 역시 장의 문제를 돌아봐야 한다.

"장 치료로 두통과 이명이 없어졌어요"

이명과 정서적 긴장 상태로 내원했지만 장 치료를 통해 좋아진 사례가 있다. 지훈 씨(가명)는 10년된 이명이 있었고 머리가 무겁고 수시로 가슴이 두근거리며 불안하다고 했다. 머리에는 쌀 한가마니를 이고 있는 것 같고 어깨에는 누군가 목말을 타고 앉아 있는 것 같다고 했다. 긴장하면 머리가 흔들리고 무릎 쪽 오금이 당긴다고 하는데, 소화가 안 되는 날에는 머리가 더 흔들거리고 초조해서 아무 일도 못한다고 했다. 그는 다른 병원에서 혈류가 불균형하다는 말을 들었고, 항우울제, 항불안제를 처방받아 먹었다는데 약을 먹으면 더 불안해진다고 했다. 탄수화물 중독이 생긴 후에는 췌장염 진단도 받았고, 다른 기능의학 병원에서 면역 주사도 맞았지만, 금세 다시 재발해서 괴롭다고 했다.

그가 우리 병원에 내원한 것은 TMS 치료 효과에 대해 들었기 때문이었다. 그러나 안타깝게도 그는 TMS 치료를 적용할 수 없는 상태였다. TMS 치료에는 금기사항이 있는데, 뇌혈관 수술을 했다거나 심장박동기 삽입술을 해서 신체 내에 금속성 물질이 있을 때에는 과열 위험 때문에 피해야 한다. 그래서 환자들은 TMS 치료 전에 목걸이, 귀걸이, 반지 등을 모두 제거한 후에 치료를 시작한다. 지훈 씨는 머리가 아프고 뇌 기능 저하가 오래 지속되자 한의원에서 금침을 맞았고, 이 때문에 TMS 치료를 할 수 없었다.

그래서 지훈 씨의 치료를 장에 집중하기로 했다. 그는 장누수증후군이 심했고 유산균도 먹고 있었지만 효과가 없었다고 했다. 장내 미생물 검사 결과 프로바이오틱스는 부족하지 않았는데 장내 염증성 세균의 숫자가 많았다. 그리고 무엇보다 장내균총 숫자가 적었다. 이런 분들은 유산균을 먹는다고 해서 장내 환경이 좋아지지 않는다. 장내 염증과 세균을 죽이는 제균치료를 먼저 하고 장내 균총을 정상화하기 위한 식이요법을 실시했다.

치료를 시작한 지 4개월이 되자 설사처럼 나오던 변이 덩어리로 나오기 시작했고, 불안을 느끼지 않는다고 했다. 이명 점수는 10점 강도에서 3점까지 감소했다. TMS 치료는 못했지만 장 치료로 호전이 있었다는 것은 장뇌가 연결돼 있다는 걸 보여주는 것이다.

우울, 불안, 공포를 일으키는 신경전달물질

정서적인 문제, 정신적인 문제가 있을 때 과거에는 그 원인을 만성 스트레스나 유전적인 문제라고 이해하고 상담 치료나 약물 처방을 했다. 그러나 기능의학적인 관점으로 보면 만성 스트레스뿐 아니라 나쁜 식습관, 라이프 스타일 등의 문제도 정신적인 영향을 끼친다. 늦게 자는 것, 조금 자거나 너무 많이 자는 것, 능력에서 벗어난 과도한 성취를 하려고 하는 것 등은 모두 뇌 건강에 영향을 미치는 라이프 스타일로 본다.

이에 대한 치료는 건강한 식단, 건강한 장내 미생물 밸런스, 장점막과 소화 기능의 회복, 해독 기능 강화, 호르몬 기능 회복, 자율신경의 안정화, 혈액뇌장벽(Blood-Brain Barrier) 기능 회복, 음식 알레르기 제거, 영양소 균형 회복, 만성염증의 제거 등이다. 이 항목들은 신경전달물질의 정상화와도 관련이 깊다. 장내 미생물은 뇌에도 영향을 미치기 때문에 이런 치료들은 장 건강뿐 아니라 장뇌축을 바꾸는 치료가 된다. 우울증 환자 중에는 이런 문제들을 안고 있는 환자를 흔히 만날 수 있는데, 이것을 잘 해결해주면 우울증에서 회복될 수 있다.

불안장애도 기능의학적으로는 우울증과 치료 방법이 같다. 장 건강을 회복시키고 TMS 치료를 병행한다. 사람마다 가지고 있는 불균형의 종류와 심도가 다르기 때문에 그것을 찾아서 균형을 맞춰주는 것이 치료의 핵심이다. 지금까지 우울증에 대한 의학적 접근법은 세로토닌 저하 때문에 우울증이 나타났다고 보고 세로토닌을 높이는 약물치료를 하는 것이었다. 그러나 기능의학적인 접근법은 세로토닌이 낮아지는 모든 원인을 찾아서 그 원인을 해결해주는 것이다. 실제 임상에서 보면 원인을 찾아서 치료하는 것이 기존의 약물치료보다 예후가 좋고, 효과가 나타나는 속도도 더디지 않다.

"머리에 안개가 낀 것 같아서 무서워요"

현석 씨(가명)는 자신이 직접 이렇게 이야기했다. "저는 브레인 포그(brain fog)를 치료하러 왔습니다." 최근 들어 30대 직장인 남성들 중에 이런 증상으로 찾아오는 경우가 늘었다. 브레인 포그는 의학 용어는 아니지만 머리에 안개가 낀 것처럼 집중이 안 되고 멍한 상태를 뜻하는 말로 대중적으로 퍼졌다. 아마도 환자들 마음에 딱 와닿는 표현이라서 그런 것 같다.

그는 프레젠테이션을 할 기회가 있어도 손발이 떨려 앞에 나가지 못한다고 했다. 기억력이 떨어지고 머리에 떠오르는 생각을 다른 사람에게 말로 표현하기가 어렵다고 했다. 1년 전에 이명이 시작되었는데 두드러기가 자주 나고 종일 머리도 멍하고 눈이 아파서 컴퓨터 화면을 볼 때 제대로 눈을 못 뜬다고 했다. 점차 업무수행력이 떨어지니까 죽을 것 같은 공포가 밀려와서, 이럴 바엔 차라리 스스로 죽는 게 낫지 않을까 하는 자살 충동도 든다고 했다.

거의 대부분의 브레인 포그 환자는 장누수증후군을 동반하고 있는데, 현석 씨 역시 그랬다. 상당수의 신경전달물질이 우리가 장이 건강하지 않을 때 밸런스가 깨진다. 이런 분들을 보면 대학교 입학하면서부터 집을 떠나 홀로 자취하면서 건강하게 음식을 먹지 못했고, 그 생활이 직장생활로 이어지는 패턴이다. 중고등학교 때도 안 나던 여드름이 갑자기 대학교 가면서 난다거나 술을 먹으면 쉽게 취하는 경우가 많다. 몸에 염증이 있고 간 해독이 잘 안 되는 상태라는 뜻인데, 간 해독이 안 되는 사람은 암모니아 대사가 잘 안 돼서 그것이 브레인 포그로 이어지기도 한다. 또 이런 분들은 부신 기능이 떨어져 있는 경우도 많아서 이명이 동반될 가능성은 아주 높아진다.

30대의 한창 일할 나이에 끊임없이 경쟁하면서 살고 있는데 건강상의 문제로 업무수행력이 떨어진 상황이라면, 자신이 가치 없게 느껴지고 공포감이 온다는 것은 충분히 공감 가는 이야기다. 현석 씨는 장누수증후군 치료, 부신 기능 회복, 뇌 기능 밸런스를 회복하는 TMS 치료를 병행했다. 개인의 상태에 맞는 맞춤치료였기 때문에 두 달 만에 빠르게 회복할 수 있었다. 생활습관과 식이 개선을 적극적으로 실천한 것도 큰 효과를 가져왔다.

신경전달물질이 균형을 이루면 이명이 사라진다

지금까지 알려진 신경전달물질에는 200여 가지가 있다. 그중 중요한 것들만 꼽는다면, 가바, 글루타메이트, 도파민, 세로토닌, 노르에피네프린 등이 있다. 이런 것들은 음식이나 조미료를 통해 몸속으로 들어올 수 있기 때문에 우리 인체에 어떻게 도움이 될지 한 번쯤 생각하고 먹어야 한다.

많은 이명 환자에게 발생하는 우울, 불안, 공황장애, 불면증에는

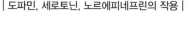

| 도파민, 세로토닌, 노르에피네프린의 작용 |

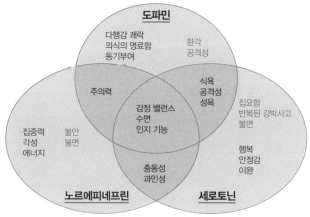

도파민, 세로토닌, 노르에피네프린 같은 신경전달물질이 영향을 준다. 멍하니 어찌할 바를 모르고 의욕 상실이 나타나는 건 도파민이 부족할 때 나타나는 것으로 본다. 노르에피네프린이 부족할 때는 우울, 불안을 동반한 안절부절한 증상, 무기력이 나타난다. 세로토닌이 부족할 때는 행동 조절이 안 되고 집착이 강해지고 강박적 사고가 뒤따를 수 있다. 또 이 3가지는 상호 작용을 하는데, 도파민과 노르에피네프린은 주의력에 관련된 상호 작용을 하며, 세로토닌과 도파민은 식욕, 성욕, 공격성에 관련한 상호 작용을 한다. 노르에피네프린과 세로토닌은 충동성, 과민성을 조절한다.

이명의 소리 전달에 대해서는 가바, 글리신, 글루타메이트가 주로 작용한다고 알려져 있다. 글루타메이트는 흥분성 물질이며, 가바와 글리신은 억제하는 물질이다. 글루타메이트의 흥분성 활성이 증가되거나 가바, 글리신의 분비에 문제가 있어서 이것을 억제하지 못하면 이명은 더 심해질 것이다. 신경전달물질은 건강할 때는 균형을 이루고 있는데, 이 균형이 깨지면서 문제가 발생한다.

뇌의 활동은 여러 가지 네트워크의 기능들로 구성되어 있다. 여기에는 감각운동 네트워크(somatomotor network, SMN), 현저성 네트워크(salience network, SN), 보상 네트워크(reward network, RN), 중앙집행 네트워크(central executive network, CEN), 디폴트 네트워크(default mode network, DMN) 등이 포함된다. 그중 이명 증상은 SN과 DMN 간의 불균형이 관련되어 있다고 하는데, 이에 대한 좀더 많은 연구를 기다리고 있다.

수면 치료가
곧 이명 치료

이명 환자들이 가장 괴로워하는 것으로 우울, 불안 같은 정신적인 문제도 있지만, 그보다 더 큰 문제는 잠을 못 자는 것이다. 그동안 임상 현장에서 살펴본 바에 의하면 잠을 잘 자지 못하는 이명 환자의 수면장애를 치료하면 이명도 같이 줄어들었다. 기능의 불균형으로 편도체가 과잉 활성화되면 수면에 악영향을 준다. 잠을 못 자면 감정, 동기 등을 관장하는 편도체가 크게 활성화되며 우울증이나 불안감도 심해지는 경우가 많아서 이명 환자에게 수면 치료는 그만큼 중요하다.

신경전달물질 중에 불면증과 밀접한 관련이 있는 것은 가바와 세로토닌이다. 그중 세로토닌은 흔히 '행복 호르몬'이라고 부르지만 무수히 많은 수용체를 가지고 있어서 여러 가지 작용을 한다. 그중에서도 특히 중요한 작용은 수면 호르몬을 만드는 것이다.

실생활에서 세로토닌의 영향을 볼 수 있는 장면이 있다. 친구들은 운동장에서 재밌게 뛰노는데 어떤 아이는 구석에 웅크리고 있다. 그 아이는 기운이 없어서 그럴 수도 있지만 마음속에는 우울감이 깊게 자리잡고 있는 경우가 흔히 있다.

장에서 만들어진 세로토닌은 뇌를 둘러싸고 있는 혈액뇌장벽을 통과하지 못하기 때문에 우울감에 직접적인 원인이 되지 않는다고 주장하는 사람도 있지만, 꼭 그렇지만은 않다. 장내 환경이 안 좋으면 여러 가지 면역반응이 일어나고 그것은 뇌 기능의 활성화에 영향을 미친다. 또 장내에서 세로토닌이 잘 생성되지 않는 사람은 뇌에서 만들어지는 여러 가지 신경전달물질의 생성이 떨어진다. 그래서 우울감뿐만 아니라 에너지가 부족한 상태가 된다.

멜라토닌이 합성돼야 잠이 잘 온다

잠을 잘 자기 위해서는 '수면 호르몬'이라고 부르는 멜라토닌이 필요하다. 이 멜라토닌은 세로토닌이 대사 과정을 통해 바뀐 것인데, 햇빛을 쬐야 하는 것이 조건이다. 아침에 일찍 일어나서 눈으로 햇빛이 들어오고 14시간이 지나면 멜라토닌이 분비되어 기분 좋게 잠들 수 있도록 작용한다. 멜라토닌이 잘 생성되려면 트립토판이라는 아미노산이 재료로서 잘 공급돼야 한다. 음식을 먹을 때 트립토판이 우리 몸에 들어오면 세로토닌 전구물질(5-HTP)을 거쳐 세로토닌이 생성되고 여러 가지 조효소의 도움으로 멜라토닌으로 바뀐다. 대사 과정에서 트립토판이 세로토닌을 거쳐 멜라토닌으로 합성되려면 비타민C, 비타민B군, 마그네슘 등이 필요하기 때문에 골고루 잘 먹어야 한다. 비타민과 미네랄이 잘 흡수되어 수면에 도움이 되려면 결국에는 또 장 건강이 중요하다.

이명 환자가 불면증이 오래 지속되면 푹 자고 싶은 마음이 절실해져서 수면제를 처방받는 경우를 볼 수 있다. 그러나 수면제에 의존하기보다는 장누수증후군은 없는지, 장내 유해균이 많은 건 아닌지, 자율신경 불균형 상태는 아닌지 점검해보고 장과 뇌의 기능을 회복시키는 것이 훨씬 근원적인 치료가 된다.

꿀잠 자게 하는 하루 생활습관

밤에 잠이 잘 오려면 그날 아침이 중요하다. 아침 8시 전에는 일어나서 눈으로 햇빛이 들어가게 해야 한다. 그렇게 하면 뇌의 시상하부 영역인 시신경교차상핵에 자극을 주게 된다. 그때 우리 몸의 생체조절 시계가 탁 켜져서 하루의 리듬이 돌아가기 시작한다. 불면증으로 고생하는 이명 환자라면 아침에 햇빛이 들어오는 창가에서 아몬드 몇 알을 씹어주는 것도 좋다. 씹을 수 있는 음식으로 아침식사를 해서 뇌에 자극을 주는 것이다. 딱딱한 음식을 씹어서 치아의 마찰 자극이 뇌에 전달되면 기상 신호를 보내주는 것이 된다.

잘 자기 위해서 낮에는 가급적 사람들과 접촉하고 활동적으로 지내야 한다. 밤에 깨어 있고 낮에 자는 것은 좋지 않다. 만약 피로를 낮잠으로 풀어야겠다면 15분 이상을 넘기지 않는다. 알람을 맞춰놓고 잠깐 눈을 감고 쉰다는 기분으로 낮잠을 자면 된다. 활동적인 운동을 하는 경우에는 낮에 끝내고 밤에는 하지 않아야 한다. 흥분하는 호르몬이 분비되어 숙면에 방해가 되기 때문이다.

건강한 수면의 특징은 성인의 경우 하루 7~8시간 자는 것이 적당하며, 잠자리에 누우면 15분 안에 잠이 든다. 그리고 소변을 보거나 허기를 느껴서 잠에서 깨지 않아야 한다. 이 조건을 충족시키기 위해 저녁식사 후에는 커피처럼 카페인이 든 음식을 섭취하지 않는다. 그리고 저녁식사는 늦어도 잠자리에 들기 2시간 전으로 한다. 위와 장에 음식이 가득 차 있으면 쉽고 깊게 잠이 드는 데 방해가 된다. 또 취침 2시간 전에는 노래방, 편의점 등 밝은 곳으로 외출을 하지 않아야 한다. 숙면을 돕기 위해서 미지근한 물이 담긴 탕에 몸을 푹 담그는 목욕을 하는 분들이 있는데, 이것도 도움이 된다. 목욕을 하면 체온이 올라가지만, 체온이 올라갔다가 다시 떨어지는 순간에 잠이 오기 시작하기 때문이다.

이명 환자들 중에는 잠이 오지 않으니까 밤 늦게까지 스마트폰을 들여다본다는 분들이 많다. 그러나 불면증이 있는 사람일수록 자야 할 시간에 텔레비전, 컴퓨터, 스마트폰은 피해야 한다. 전자제품 화면에 사용되는 낮은 파장대의 푸른색 조명은 각성 효과를 가져오고, 뇌의 송과체에서 분비되는 멜라토닌의 분비를 억제한다. 꿀잠을 위해서는 집안의 조명을 저녁에는 다소 어둡게 하면서 붉은색이나 노란색 조명을 쓰는 것이 좋다. 핸드폰도 블루라이트 필터를 사용하면 좋다.

잠을 잘 때 스마트폰은 머리맡이 아니라 일부러 멀리 두는 것이 좋은 습관이다. 침대에서는 잠만 자는 습관을 들여야 뇌가 침대를 '수면을 위한 공간'으로 인식하기 때문에 침대에 눕기만 하면 바로 잠이 드는 습관을 만들 수 있다.

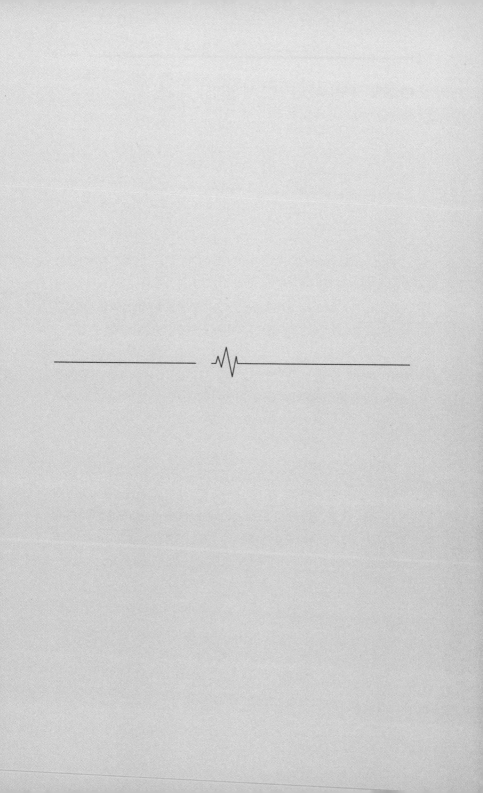

Check _ 당신은 스트레스에 얼마나 취약한가

스트레스는 이명을 유발하는 중요한 요인 중 하나다. 다음 스트레스 자가진단 척도는 스트레스를 얼마나 경험했는지 살펴보기 위해 1994년 코헨(Cohen) 등이 개발했다. 진단 목적으로 개발된 도구는 아니지만 표준화 작업을 거친 자기보고식 검사로, 청소년과 성인을 대상으로 적용해 스트레스 정도를 살펴볼 수 있다.

다음의 문항들은 최근 1개월 동안 당신이 느끼고 생각한 것에 대해서 물어보는 것이다. 각 문항의 내용을 읽어보고 얼마나 자주 느끼거나 생각했는지 표시해주기 바란다.

채점과 결과 해석

4, 5, 7, 8번은 역문항이므로, 합산할 때 자칫 헷갈리지 않도록 주의한다. 10개 검사 문항에 대해 점수를 체크하고 모두 합산해서 총점을 계산한다. 총점이 높을수록 지각된 스트레스 정도가 높은 것을 의미한다. 14점 이상을 경도(mild), 17점 이상을 중등도(moderate), 30점 이상을 고도(severe) 상태라고 본다.

문항	전혀 없음	거의 없음	때때로 있음	자주 있음	매우 자주 있음
1. 지난 한 달 동안, 예상치 못한 일이 생겨서 기분 나빠진 적이 얼마나 있었나요?	0	1	2	3	4
2. 지난 한 달 동안, 중요한 일들을 통제할 수 없다고 느낀 적이 얼마나 있었나요?	0	1	2	3	4
3. 지난 한 달 동안, 초조하거나 스트레스가 쌓인다고 느낀 적이 얼마나 있었나요?	0	1	2	3	4
4. 지난 한 달 동안, 짜증나고 성가신 일들을 성공적으로 처리한 적이 얼마나 있었나요?	4	3	2	1	0
5. 지난 한 달 동안, 생활 속에서 일어난 중요한 변화들을 효과적으로 대처한 적이 얼마나 있었나요?	4	3	2	1	0
6. 지난 한 달 동안, 개인적인 문제를 처리하는 능력에 대해 자신감이 없다고 느낀 적이 얼마나 있었나요?	0	1	2	3	4
7. 지난 한 달 동안, 자신의 뜻대로 일이 진행된다고 느낀 적이 얼마나 있었나요?	4	3	2	1	0
8. 지난 한 달 동안, 매사를 잘 컨트롤하고 있다고 느낀 적이 얼마나 있었나요?	4	3	2	1	0
9. 지난 한 달 동안, 당신이 통제할 수 없는 범위에서 발생한 일 때문에 화가 난 적이 얼마나 있었나요?	0	1	2	3	4
10. 지난 한 달 동안, 어려운 일이 너무 많이 쌓여서 극복할 수 없다고 느낀 적이 얼마나 있었나요?	0	1	2	3	4
			총점: 점		

당독소와 산화독소가 이명을 만든다

활성산소가 우리 몸을
녹슬게 한다

이명은 많은 원인을 포함하는 복잡하고 다인적인 증상이다. 그중 주요 원인 중 하나는 청각피질 경로가 활성산소(ROS)에 의해 생화학적 변화를 겪으면서 달팽이관의 청력세포가 퇴보한다는 것이다. 일반적으로 달팽이관 조직에는 항산화 방어 시스템의 구성원인 비타민과 효소가 포함되어 있지만, 시스템에 불균형이 생겨서 적절한 해독이 이뤄지지 않으면 산화 스트레스가 발생한다. 유해한 활성산소에 의해 세포가 스트레스를 받는 것이다. 다양한 원인에 의해 발생하는 이런 손상은 달팽이관 유모세포와 8번 속귀신경 섬유(vestibular nerve, cochlear nerve fiber)가 갑작스러운 자극을 받으면서 발생한다고 알려져 있다. 일부 실험 연구에서는 달팽이관에 활성산소에 의한 산화 스트레스가 가해지면 감각 상피 손상을 일으킬 수 있다는 결과가 나왔다. 달팽이관의 감각신경 상피 조직은 신체의 다른 조직보다 활성산소의 유해성에 더 민감하다.

과도한 활성산소는 몸을 산화시킨다

우리가 숨을 쉬면 폐를 통해 산소가 들어오고, 혈액 속에서 산소는 동맥을 따라 온몸을 돈다. 세포 안에는 '에너지 공장'이라고 부르는 미토콘드리아가 있는데, 이곳에서는 체내에 들어온 포도당과 산소를 가지고 에너지를 만든다. 에너지가 생산될 때는 물과 이산화탄소가 만들어지며, 이 과정에서 활성산소가 배출된다.

원래 활성산소가 적정량 유지될 때는 인체 면역력을 강화하고 세포 성장을 돕는 신경전달물질로서 기능한다. 그래서 활성산소를 우리 몸이 일부러 만들어내기도 한다. 면역세포가 외부에서 들어온 세균을 죽여야 할 때 스스로 세포 안에 활성산소를 만들어 세균을 사멸시키는 무기로 사용하기도 한다. 또한 우리 몸에서 염증 반응이 있을 때, 예를 들어 피부에 상처가 나면 이것을 치유하는 과정에서 생긴 딱지 같은 것을 없앨 때에도 활성산소를 이용한다. 우리가 마치 과산화수소수를 상처에 바르는 것처럼 인체가 스스로 활성산소를 만들어 자가 치유를 하는 것이다. 만약에 활성산소가 적다면 세포가 제대로 성장하지 못하고 병원균이나 니코틴 같은 해로운 독성물질을 제거하지 못할 것이다.

그런데 임상 현장에서 활성산소가 적어서 문제가 된 환자는 본 적이 없다. 거의 대부분은 활성산소가 많아서 문제가 된다. 과도한 활성산소는 세균, 박테리아, 곰팡이 같은 몸에 해로운 이물질만 공격하는 것이 아니라 정상 세포도 공격할 수 있다. 1991년 미국 존스홉킨스대학 의대에서 놀라운 사실을 발표했는데, 지구상의 인류가 앓고 있는 3만6천여 가지 질병은 90%가 활성산소에 의해 유발된다는 것이다. 이 내용이 알려진 이후부터 활성산소는 '만병의 근원'이 되었다. 현대인이 앓는 질병 중 대부분은 활성산소와 관련있다는 것이다.

활성산소는 강한 산화력을 가진 산소로 우리 몸을 산화시키는 대표적인 원인이며, 이명의 원인이기도 하다. 이밖에도 담배, 술, 앉아서 생활하는 습관, 과도한 체지방, 지나치게 격렬한 유산소 운동, 만성적인 스트레스와 염증, 자외선 등이 우리 몸을 산화시키는 원인이 될 수 있다.

| 활성산소가 유발하는 부정적 효과 |

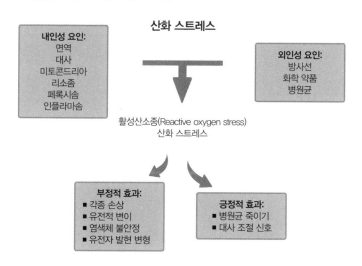

산화 스트레스

내인성 요인:
면역
대사
미토콘드리아
리소좀
페록시솜
인플라마솜

외인성 요인:
방사선
화학 약품
병원균

활성산소종(Reactive oxygen stress)
산화 스트레스

부정적 효과:
■ 각종 손상
■ 유전적 변이
■ 염색체 불안정
■ 유전자 발현 변형

긍정적 효과:
■ 병원균 죽이기
■ 대사 조절 신호

산화독소가 세포를 손상시킨다

보통 산소는 전자가 쌍을 이루고 있어야 안정적으로 결합돼 있는데, 여러 가지 스트레스 요인으로 전자 하나를 잃게 되면 매우 불안정한 상태가 된다. 활성산소는 산소 원자를 포함하는 화학적으로 반응성이 강한 화합물로, 불안정한 활성산소는 잃어버린 전자를 되찾아 안정적인 상태를 이루기 위해서 몸 구석구석을 돌아다니면서 필요한 전자를 찾는다. 이 과정에서 우리 몸은 산화독소에 노출되고 질병을 유발하게 되는 것이다.

몸의 산화 과정은 싱싱했던 사과가 점점 쭈글쭈글해지다가 결국 썩어서 사라지는 과정과 같다. 이것은 세포가 산화 스트레스에 의해 파괴되는 과정이다. 과잉 생산된 활성산소는 혈액 속의 콜레스테롤을 운반하는 복합단백질을 산화시켜서 혈관에 쌓이게 한다. 그러면 혈관 지름이 좁아지고 혈류가 나빠져서 혈액의 공급이 감소한다. 이것은 협심증, 고혈압을 일으키며 혈관벽이 약해지면서 뇌출혈, 심장마비로 이어질 수도 있다. 과잉 생성된 활성산소는 DNA를 공격해서 유전자 변이를 일으켜 암을 유발하기도 한다.

활성산소가 지나치게 많이 생겨 지방 성분에 붙어 지방을 산화시키면 강력한 독소가 되어 세포막을 파괴한다. 또 단백질에 붙어서 단백질을 산화시키면 세포막에 있는 많은 단백질을 파괴하거나 단백질로 이루어진 효소를 산화시켜 제 기능을 못하게 한다.

활성산소가 만들어내는 산화독소는 몸이 녹스는 것과 같은 작용을 하기 때문에 여러 질병을 야기시킨다. 우리 몸은 원래 활성산소를 제거할 수 있는 시스템을 갖추고 있지만, 이 시스템이 불균형 상태가 되면 산화독소가 생기고 그것이 일정 기간 지속되면 문제를 일으키는 것이다.

활성산소가 세포의 기능을 파괴하면 피로를 유발하고 질병과 노화를 촉진하기 때문에 빨리 없애주는 것이 좋다. 나이가 들어감에 따라 우리 몸의 활성산소를 제거하는 능력은 감소하기 때문에 생활습관의 개선이 더욱 중요해진다. 활성산소는 잘못된 식단, 오염된 환경 등으로 인해 발생하며, 꾸준히 건강 상태를 유지하려면 몸속 활성산소가 적정량을 유지할 수 있도록 항산화에 대비해야 한다.

산화독소와 작별하는
다양한 방법들

염증은 현대 의학계의 새로운 관심사이자 화두다. step 1에서 살펴본 바와 같이 염증은 이명의 원인 중 하나인데, 활성산소의 공격 현상으로 생기는 산화독소와 밀접한 관련이 있다. 보통 염증이라고 하면 빨갛게 부어오르면서 열이 나거나 진물과 고름이 나오는 증상을 떠올리지만, 무서운 것은 몸속에서 서서히 일어나는 염증반응이다. 체내에서 염증반응이 일어나면 어느 특정 부위에서 생긴 것이라 해도 혈액을 타고 온몸 구석구석으로 퍼질 가능성이 다분하다. 또 이런 염증이 만성화되면 몸속에서 혈관과 세포에 지속적으로 영향을 미치게 된다.

염증과 산화독소가 혈관에서 동맥경화성 변화를 만들면 심근경색, 뇌졸중, 치매와 같은 성인병이나 암을 발생시킬 수 있다. 그래서 만성 염증을 '침묵의 살인자'라고 부른다. 현대인의 식단은 이런 염증과 산화독소를 유발하기 쉽기 때문에 문제가 된다.

스트레스, 살충제, 방부제 등은 우리가 먹는 동식물의 몸속에도 염증을 만들어낸다. 살이 찌도록 사료를 먹어서 키운 비육우, 닭, 돼지 등이 모두 영향을 받는다. 게다가 식물도 마찬가지여서 건강하게 자라는 데 필요한 무기질은 없고 질소, 인, 칼륨 등으로만 구성된 비료를 먹고 자란 식물은 병충해의 공격과 스트레스로 몸속에 염증을 만든다.

항산화력을 높이는 일상적 생활습관

우리 몸에는 원래 활성산소를 안정시킬 항산화력이 있다. 활성산소의 과다 생성을 막으면 세포와 조직은 산화독소로부터 멀어질 수 있다. 활성산소가 많아지는 원인은 잘못된 식단, 스트레스, 음주와 흡연, 약물, 자외선, 방사선, 질병과 노화 등이 있다.

소식을 하고 적당한 운동을 하는 것은 장수의 비결이다. 활성산소로부터 우리 몸을 보호하려면, 항산화 물질이 많이 함유된 식품을 충분히 섭취하고, 활성산소를 증가시키는 여러 요인을 제거해야 한다. 특히 활성산소를 줄여주는 비타민과 미네랄을 섭취하는 것은 가장 흔하고도 효과적인 방법이다. 균형 잡힌 식단에 더해 일상생활에서 다음의 몇 가지 항산화 습관을 가지면 좋다.

첫째, 유해물질의 흡수를 줄인다. 대기 중 오염물질, 중금속, 방사선 노출 등은 우리 몸에서 산화독소가 될 수 있다. 일상에서 실천할 수 있는 방법으로는 일회용품, 화장품을 포함한 화학품 등을 선택할 때 유의하는 것이다. 자외선, 게임, 핸드폰, TV 전자파, 수돗물의 염소 등 활성산소가 활발해지는 환경도 조심해야 한다. 먹거리를 선택할 때는 식품첨가물이나 잔류 농약을 피해 가능한 유기농 제품을 선택하면 좋다.

둘째, 스트레스를 줄인다. 과도한 스트레스는 활성산소 과다를 만드는 원인이 된다. 여기에는 심리적, 육체적 스트레스가 모두 포함되는데, 격렬한 운동도 스트레스를 만들어낸다. 스트레스를 풀기 위한 취미생활이나 운동을 하는 것이 좋지만, 중요한 것은 적정선이다. 주말의 집중적 운동 4시간보다는 주 3회 운동이 낫다. 그리고 심리적 스트레스 상황을 피할 수 있어야 한다. 심리적 스트레스 역시 산화독소와 직접적인 연관이 있다.

셋째, 흡연, 과음, 과식을 피한다. 알코올이 간에서 해독되는 과정에서 활성산소가 발생하며, 과도한 체지방도 활성산소를 만들어낸다. 담배 한 모금에는 1천억 개 이상의 활성산소가 함유되어 있다고 하는데, 간접흡연도 피해야 한다.

넷째, 방사선 노출을 피한다. 방사선에 의한 산화 손상은 과도한 자외선 노출로 인한 피부암의 유발과 같은 수준이다.

다섯째, 정체된 혈액을 순환시키도록 한다. 하루종일 앉아서만 일하는 사람이라면 혈액순환을 위한 노력을 좀 더 해야 한다. 1시간마다 알람 설정을 해놓고 서서 스트레칭을 한다든지 자세를 계속 바꿔주면 좋다. 하루 종일 서서 일하는 사람이라면 퇴근 후에는 순환을 위해 종아리 마사지를 해주거나 스파를 해도 좋다.

색깔을 먹자! 항산화 식이요법

활성산소를 조절하기 위해서는 항산화 음식을 즐겨 먹어야 한다. 한식은 오방색을 활용하는 것을 특징으로 하는데, 5색의 신선한 제철과일과 야채를 골고루 먹는 것이 곧 항산화 식이요법이다. 5색은 오장육부에도 작용한다고 알려져 있는데, 빨간색은 심장, 노란색(또는 주황색)은 위, 흰색은 폐, 녹색은 간, 검은색(또는 보라색)은 신장에 영향을 준다고 한다.

색이 진한 야채와 과일은 색깔 자체가 항산화 역할을 하므로 골고루 섭취해야 하는데, 일반적으로 가장 손쉽게 챙겨먹을 수 있는 항산화 식품으로 토마토, 마늘, 블루베리, 콩류, 아몬드, 올리브유, 시금치, 파프리카 등이 있다. 다만 과일은 탄수화물 과다 섭취로 이어질 수 있기 때문에 이명 환자는 조심해야 한다. 또 소화 흡수를 높이려면 장의 개선을 위해 3가지만은 꼭 실천해야 한다. 첫째, 규칙적으로 식사한다. 둘째, 20번 이상 꼭꼭 씹어서 식사한다. 셋째, 밀가루 음식을 끊는다.

항산화 물질은 비타민으로는 비타민B군, 비타민A, 비타민C, 비타민E, 베타카로틴 등이 있다. 비타민C는 아스파라거스, 양배추, 키위 등에서 섭취할 수 있으며, 비타민E는 아몬드, 해바라기씨 등에 많다. 베타카로틴은 비타민A의 전구체인데 당근, 토마토, 고구마, 호박 등에 다량 함유돼 있다. 비타민의 경우에는 수용성인지 지용성인지 알아두는 것이 중요한데, 흡수율에 영향을 주기 때문이다. 지용성 비타민은 많이 섭취하면 몸에 쌓이기 때문에 주의가 필요하다. 항산화 작용을 하는 미네랄로는 아연, 마그네슘, 셀레늄 등이 있다. 셀레늄은 연어, 참치 등 각종 해산물에 풍부하게 들어 있으며, '천연 셀레늄의 보고'라는 브라질너트를 먹을 때는 1일 권장량을 넘기면 독성 증상이 나타날 수 있으니 주의해야 한다.

이밖에 식물에 함유되어 있는 항산화 물질로 플라보노이드류, 카테킨, 쿼세틴, 라이코펜, 커큐민 등이 있다. 코엔자임큐텐, 알파리포산, 이노시톨, 타우린, 글루타치온 등도 대표적인 항산화 성분들이다. 항산화력을 높이는 생활을 위해서는 식생활을 개선해 인스턴트 식품을 피하고 몸에서는 합성되지 않는 비타민과 미네랄을 골고루 섭취하도록 관리해야 한다. 그러나 현대인이 모든 영양소를 음식으로 섭취하기가 어려운 것도 사실이므로 전문의와 상의해 항산화제 보충제를 복용하는 것을 고려할 수 있다.

당독소가 염증을 만들고 이명을 만든다

달큼한 간장 양념으로 만든 두부조림, 매콤달콤한 고추장 양념으로 조린 고등어조림, 새하얀 흰쌀밥. 아침 식사로 먹은 것과 비슷한 구성인가? 고소하고 바삭한 새우튀김을 얹은 우동, 달달한 소스를 얹은 스테이크, 신선한 과일을 갈아 만든 생과일주스. 자주 먹던 점심 식사와 비슷한가? 지글지글 뜨거운 불판에 구운 삼겹살과 살치살, 그리고 시원한 냉면과의 조합. 자주 먹던 저녁 회식이 떠오르는가? 이런 음식들은 모두 맛있긴 하지만 당독소가 높다.

우리가 음식을 먹으면 섭취한 영양소를 분해하고 합성해서 생명활동에 필요한 에너지를 만들고 불필요한 것은 몸 밖으로 내보내는 일련의 대사 과정을 거친다. 그런데 세포에서 에너지를 만들어내는 대사 과정에서 문제가 생기면 몸속에서 독소로 작용하는 노폐물이 만들어진다. 당독소는 탄수화물의 알데하이드기(-CHO)와 단백질의 아미노기(-NH2)가 만났을 때 생기는 최종당화산물이다. 학술적인 이름으로는 'AGEs'라고 하며, 당화된 단백질 또는 당화된 지질을 뜻하는 일종의 노폐물이라고 할 수 있다.

1990년대 이후로 임상 연구가 쌓이면서 당독소가 대사 질환을 일으키는 주범이라는 것이 밝혀졌다. 이명 환자 중에도 당독소가 높은 사람이 많은데, 고혈당, 고혈압, 고지혈, 장누수증후군 등을 동반한 이명 환자를 흔히 볼 수 있다. 당독소는 활성산소와 내장지방을 유발해 다낭성난소증후군 등 각종 질환을 일으키며, 피부 주름, 치매, 관절염, 골다공증 등 노화 관련 질환의 원인이 되기도 한다.

고온 건조한 환경에서 당독소가 생긴다

이명 증상이 있는 사람은 반드시 자신이 뭘 먹고 있는지 살펴야 제대로 치료할 수 있다. 당독소가 많이 함유된 음식을 먹거나 생리적 대사 과정을 통해 몸속에서 당독소가 만들어지거나 신장에 이상이 생겨 당독소 해독이 안 되고 있다면 당독소가 배출되지 못하고 우리 몸에 쌓여 어느 순간부터 문제를 일으킬 것이다.

당독소는 이름에서 짐작하듯이 당(탄수화물)의 섭취가 많았을 때 우리 몸에서 생겨나기도 한다. 현대인들이 많이 먹는 것들 중 간과하기 쉬운 것이 있는데, 과일이나 당의 함유가 높은 음료를 마셨을 때도 탄수화물 과다로 당독소가 만들어진다.

당독소가 생기는 또 다른 경로는 미토콘드리아의 산화가 가속화되고 세포 내 지질이 축적되면서 기능장애가 발생해 당독소가 생기는 것이다. 여기에는 앉아서만 생활하는 라이프 스타일도 영향을 주는 것으로 알려져 있다. 저탄고지 다이어트로 고기 섭취가 늘어난 경우에도 단백질 소화효소가 부족한 사람은 장누수가 악화될 수 있다.

당독소는 흡연과 같이 직접 몸속으로 들어오는 경로도 있다. 고온에서 수분 없이 굽고 튀기는 조리 과정에서 당독소가 많이 생성되는데, 이런 음식을 먹으면 우리 몸에 당독소가 직접적으로 들어오게 된다. 요리할 때 120도 이상의 고온으로 열을 가하면 '마이야르 반응'(maillard reaction)이라는 갈색화 현상이 일어나는데, 이때 맛과 향이 올라가 음식이 맛있어지지만 동시에 당독소가 생성된다. 단짠 음식들도 당독소가 많은데, 이것들은 식욕을 당기고 우리 몸이 탄수화물을 더 원하게 만든다. 더 큰 문제는 우리 몸에 당독소가 많아지면 먹어도 에너지가 잘 생기지 않는 몸 상태가 된다는 것이다.

이명의 원인을 없애는 치료 중 한 가지는 당독소 섭취로 인한 몸의 당화와 산화를 막는 것이다. 당독소를 줄이는 가장 효과적인 방법은 당독소가 몸속에서 생성되지 않도록 식습관을 바꾸는 것이다. 단순당의 섭취를 줄이고, 식사 준비를 할 때 조리법에 신경 쓰는 것이 핵심이다. 고기를 먹지 않는 것보다는 조리법을 바꿔보는 것이다. 숯불구이 대신 물에 넣고 끓인 보쌈을 선택하고, 계란도 후라이보다는 수란으로 먹으면 좋다. 데치고 삶고 찌는 조리법은 열을 가한다고 해도 100도 이상 올라가지 않으므로 당독소가 덜 만들어진다. 오븐구이, 직화구이보다 국이나 찌개가 당독소가 적다.

수분은 당독소 생성을 방해하기 때문에 샤브샤브 같은 음식을 선택하면 맛있게 먹으면서 당독소를 낮출 수 있다. 할 수 없이 숯불구이 같은 음식을 먹어야 하는 상황이라면 야채를 많이 먹으면 된다. 야채 안의 플라보노이드가 당독소 해독에 도움을 주기 때문이다.

노폐물까지 태워 당독소를 줄인다

몸속에 당독소가 많아져서 혈액 속에 섞여 돌아다니면 혈관 염증을 유발한다. 또 당독소가 호르몬에 붙으면 제 기능을 하지 못할 것이고, 피부에 붙으면 탄력을 떨어뜨리고 칙칙하게 만든다. 연골에 붙으면 외부 충격을 흡수하지 못해 뼈가 잘 부러질 수도 있다.

이처럼 유해한 당독소를 해독하는 방법으로 '단식모방 5일식'을 환자들에게 권하고 있다. 당독소는 대사 과정에서 생겨난 중간대사산물인 셈인데, 자동차가 연료를 다 태우지 못하고 불완전연소로 검은 연기의 배기가스를 내뿜는 것과도 같다. 이런 노폐물들을 모두 에너지원으로 태우는 방법은 바로 '단식'이다.

현대인에게는 필요한 에너지의 양이 너무 많다. 야근을 해야 업무를 끝낼 수 있고 스트레스는 점점 과도해진다면, 그것을 해소하기 위해서 비축해놨던 에너지까지 가져다써야 한다. 특히 필요하지 않아도 음식을 시시때때로 위에 집어넣다 보니 하루 종일 음식물 처리하는 데도 에너지가 소진될 형편이다. 흔히 '힘내려면 먹어야 해'라고 생각하는 사람이 많다. 많이 먹으면 그만큼 에너지가 생길 것이라고 믿지만, 천만의 말씀이다. 음식을 먹는다고 그대로 에너지가 되는 것은 아니다. 오히려 음식을 통해 들어온 독소를 해독하는 데 별도의 에너지가 들기 때문에 몸이 금방 지칠 수 있다.

하루에 700~800kcal 이하로 식사를 하면 굶지 않아도 우리 몸은 그것을 '단식'으로 간주한다. 당독소 해독을 위한 단식모방 식단은 실제로 단식하는 것은 아니지만 단식하는 것과 유사한 효과가 있다고 해서 '단식모방(FMD)'이라고 부른다. 영양 공급이 중단되면 당독소 같은 노폐물들까지 몸에서 연료로 쓰기 때문에 단식으로 인한 재생 효과가 나타난다. 800kcal의 음식물을 섭취할 때 식단의 내용은 저탄수화물, 적당한 단백질, 좋은 불포화지방산으로 구성해야 한다. 단식모방 5일식으로 당독소가 사라지면 단백질, 호르몬 등의 기능이 원래대로 활성형으로 돌아오고, 이로써 에너지 대사 효율이 좋아져 몸의 컨디션이 좋아진다.

항산화와 항당화가
이명을 억제한다

    마흔을 앞둔 지훈 씨(가명)는 얼마 전 회사에서 심각한 스트레스 상황을 겪은 후부터 이명이 들린다고 했다. 매년 건강검진 결과지를 받아보면 특정 질병으로 진단받는 것은 아니지만 특이사항으로 뭔가 코멘트가 적혀 있고, 그 내용이 점점 늘어난다고 했다. 담낭에 석회화가 있었고 갑상선에 낭종이 생겼고 요산이 올라가 있는데 통풍은 아니라고 한다. 모발검사에서도 미네랄의 분포가 몸이 산성화된 경향을 보였고 골밀도 역시 나이에 맞지 않게 떨어져 있었기 때문에 강력한 항산화 치료가 필요했다.

    지훈 씨의 가족력을 보니 아버지가 심장마비를 경험한 후 스텐트 시술을 하셨다고 한다. 그는 여기저기 근육통이 있고 내장지방 수치도 걱정될 수준이었다. 그에게 맞는 영양치료와 수액치료를 진행하고 당독소 해독을 위해 단식모방 5일식을 권했다. 한 달 후 다시 혈액검사를 해보니 산화 수치들이 떨어졌고 이명의 강도가 처음 상태를 10이라고 했을 때 3 이하로 약해졌다고 했다. 활성산소가 만들어내는 산화독소, 염증과 인슐린 기능 이상을 일으키는 당독소가 지훈 씨의 이명을 악화시켰던 것으로 보인다. 그는 계속해서 항산화 항당화 식이를 이어가기로 했다.

노화를 가속화시키는 산화와 당화

지훈 씨의 고요산혈증과 내장지방을 만들어낸 산화독소와 당독소는 노화에도 영향을 준다. '텔로미어(telomere)'라는 세포 유전자의 끝 부분이 점차 길이가 짧아지는 것, 나이가 들면서 세포의 기능이 떨어지는 것도 몸을 늙게 만들지만, 노화의 원인은 몸이 점차 산화되고 당화되기 때문이다. 우리 몸의 산화와 당화를 막는 항산화, 항당화 생활은 우리가 실생활에서 노력할 수 있는 것들이다.

산화란 쉽게 말해 몸이 녹슬어서 기능이 떨어지는 것이다. 우리 몸이 건물이라면 철근 콘크리트에 해당하는 뼈가 탄탄하게 자리를 잡아줘야 하는데, 몸이 산화되면 뼈에서 알칼리성인 칼슘이 자꾸 빠져나와 산화된 몸을 중화하려는 현상이 일어난다. 이렇게 몸이 산화된 사람들은 뼈가 푸석해지는 골다공증의 위험성이 있기 때문에 이것을 예방하기 위해서라도 항산화 관리가 필요하다.

산화독소와 마찬가지로 당화된 당독소도 유해하다. 당독소는 축적되어 머리부터 발끝까지 다 영향을 미칠 수 있다. 피부를 갈색으로 칙칙하게 만들고, 호르몬에 붙어 뇌가 빨리빨리 안 돌아가게 만든다. 인대나 힘줄을 딱딱하게 만들거나 염증을 일으키기도 하고, 신장이나 혈관에 달라붙어 기능을 망가뜨리기도 한다. 당독소에 노출되는 것을 최대한 막아 몸의 기능을 되돌리려면 항당화 역시 중요하다.

혀가 달달함과 고소함에 현혹되면 호르몬이나 신경전달물질이 제대로 기능하지 못할 수 있다는 걸 항상 떠올리기 바란다. 특히 최근에 등장한 에어프라이어의 사용을 주의하면 좋겠다. 기름에 튀긴 것은 나쁘다고 알고 있고 빠삭한 음식은 먹고 싶으니까 젊은 층에서 에어프라이어의 사용이 늘었다. 그런데 당독소는 고온 건조한 상태에서 조리할 때 폭발적으로 많아진다는 걸 알아야 한다.

항산화효소를 돕는 비타민과 미네랄

식생활과 스트레스 환경은 세포에서 활성산소를 많이 만들기 때문에, 이명 환자는 몸의 균형을 깨뜨리지 않는 것이 무엇인지 깨닫고 일상생활에서 자신이 해야 할 일을 하나하나 선택해가는 것이 중요하다. 식생활에서는 당독소를 높이는 단순당을 많이 먹으면 인슐린의 분비가 상승하므로 피한다. 당독소 해독식에는 불포화지방산(필수지방산)의 섭취도 중요한데, 그중에서도 오메가3에 비해 오메가6의 섭취 비율이 너무 높으면 좋지 않다. 아라키돈산(오메가6 지방산의 한 종류)이 PG2 계열의 염증유발물질로 전환되는 과정을 촉진하기 때문이다.

수많은 이명 환자들이 경험하고 있는 스트레스 역시 몸의 밸런스를 깨뜨린다. 격렬한 스포츠 등으로 인한 육체적 스트레스나 강력하고 갑작스러운 정신적 스트레스를 받으면 교감신경계와 부신호르몬이 급격하게 상승한다. 이런 스트레스가 만성화되면 긴장상태를 처리해주는 부신이 피로에 빠져 호르몬 생산량이 줄거나 고갈되어 번아웃되는 현상도 발생한다.

우리 몸에 세균이나 독소가 들어왔을 때, 그리고 상처가 났을 때 면역세포는 전투를 벌인다. 이때 필요한 것이 바로 비타민과 미네랄이다. 그런데 채소의 섭취가 현격하게 낮은 사람들은 독소를 잘 처리하지 못한다. 게다가 소화효소가 부족해 장누수증후군까지 있는 사람들은 음식을 먹고 비타민과 미네랄을 잘 흡수하지 못하는 것이 문제다. 이런 사람들은 산화독소를 만드는 체내 활성산소를 없애기 위해서 영양제로 비타민과 미네랄을 보충하는 것도 좋다. 몸속에 생긴 활성산소를 그냥 방치하면 우리 몸은 금방 노화되어 못 쓰게 된다. 다행히 우리 몸은 SOD, CAT, GST 등의 항산화효소를 스스로 만들어낸다. 이것들은 활성산소가 가장 많이 만들어지는 미토콘드리아에서 가장 많이 활동하고 있으며, DNA, 세포막, 세포질, 혈관 등 염증이 생기면 어디든 찾아가서 문제를 해결한다.

문제는 나이가 들어갈수록 항산화효소가 감소한다는 점이다. 항산화효소만으로는 몸 안의 모든 활성산화물을 제거할 수 없을 때 외부로부터 지원군으로 받아들일 수 있는 것이 바로 비타민과 미네랄, 코엔자임큐텐 등이다. 이것들이 제대로 공급되지 않으면 신진대사는 삐그덕거리며, 독소 물질들이 해독되지 않고 다시 재흡수될 수 있다. 그래서 step1에서 살펴봤듯이 최종적으로 해독 작용을 해주는 장의 건강을 함께 관리해줘야 하는 것이다.

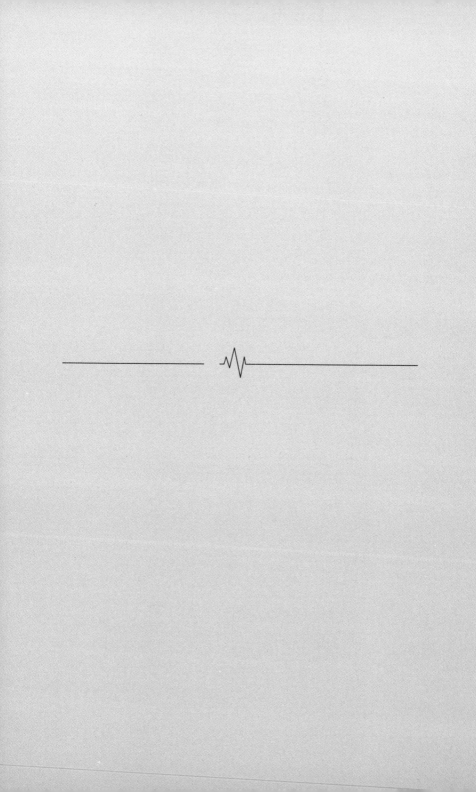

STEP 6

이명이 점점
사라지는
맞춤 식사법

나에게 맞는
이명 식이요법 찾기

저위산증과 장누수증후군으로 인한 염증, 인슐린저항성과 대사 기능의 이상, 부신 호르몬을 비롯한 내분비 호르몬계 불균형, 자율 신경 기능 이상과 뇌 기능 불균형, 산화독소와 당독소로 인한 몸의 산화와 당화 등 이상 5가지 이명의 원인에 대해서 살펴봤다. 이명 은 학술적으로 아직 원인이 정확하게 규명된 것은 아니지만, 그동 안의 임상 결과를 보면 기능의학 치료로 그 증상이 확연하게 줄어 들었던 사례들이 많다.

이명의 치료는 몸 전체의 기능을 살피면서 다면적으로 이루어 져야 하는데, 이 책을 보는 이명 환자들은 서장에서 설문을 통한 오각형 그리기를 먼저 해보고 자신의 몸 상태를 먼저 파악해봐야 한다. 그런 다음 자신의 상태에 맞는 식이요법과 생활습관을 익혀 나가면 된다. 이명 증상을 없애기 위해서는 자신이 그동안 어떤 걸 먹어왔는지 체크해보고 몸의 기능을 되돌리는 식이습관으로 바꿔

나가려는 노력을 해야 한다.

예를 들어 오각형 그리기로 이명의 원인을 파악해봤을 때 인슐린저항성이 심하다면 간헐적 단식을 추천한다. 그러나 만약 갑상선 기능 저하가 있다면 하루 종일 피곤하기 때문에 간헐적 단식은 추천하지 않는다. 이 경우엔 오히려 조금씩 자주 먹는 것이 좋다.

언제 먹고 무엇을 얼마나 먹을 것인가

매끼 식사를 꼬박꼬박 챙겨먹는 것만이 건강을 유지하는 방법은 아니다. 오히려 단식을 통해서 염증을 없애고 독소 배출을 촉진시킬 수 있다. 기능의학 치료의 중요한 원칙 중 하나는 몸에 좋은 것 여러 가지를 보태는 것보다 나쁜 것 한 가지를 제거하는 것이 더 효과가 좋다는 것이다.

그러나 막상 단식을 하려면 쉽게 실천하지 못하는 사람도 있을 것이다. 배가 고파서 중간에 그만둘까 봐 아예 시작도 하지 않았거나, 어설픈 단식을 했다가 요요가 와서 더 먹게 될까 봐 걱정하는 사람도 있다. 그런데 단식은 '먹지 않는다'는 것도 중요하지만 '얼마나 유지하느냐'가 중요하다. 그래서 고안된 것이 간헐적 단식으로, 여러 방식으로 설계할 수 있지만 가장 간단한 방법으로 16시간 동안 먹지 않는 방식을 권한다. 어렵게 보일 수 있지만 쉽게 생각해 아침 또는 저녁을 안 먹으면 된다. 직장인의 경우 아침을 거르고 출근하거나 야근을 하다가 저녁을 거를 때가 있는데, 이걸 매일 반복하면 간헐적 단식의 효과를 볼 수 있다. 만약 아침을 거르고 점심을 12시에 먹는다고 가정하면 저녁을 8시 전에 먹으면 간헐적 단식이 완성된다. 이때 관건은 야식이나 저녁 회식의 유혹을 이겨 내는 것이다.

간헐적 단식을 할 때 아침을 먹고 저녁을 안 먹는 쪽이 효과가 확실한 사람도 있다. 인슐린저항성이 있으면서 부신 기능 저하가 있다면 이 사람은 아침에 에너지가 부족하기 때문에 아침을 먹고 저녁을 거르는 간헐적 단식을 하는 것이 좋다.

또 서장의 오각형 그리기를 통해 이명의 원인으로 염증, 당독소가 꼽혔다면 단식모방 5일식을 추천한다. 우리 몸속 찌꺼기를 청소하는 자가포식 작용, 손상된 세포의 회복과 재생, 항염증 작용, 스트레스에 저항하는 유전자의 활성화 등 추가적인 효과까지 기대할 수 있다. 단식모방 식단(FMD)은 굶지 않고도 굶고 있다고 우리 몸을 살짝 속이는 것인데, Fasting Mimicking Diet라는 말에서 왔다. 하루 동안 먹는 양을 800kcal 이하의 저칼로리식으로 할 경우 물만 먹는 단식과 동일한 효과를 얻을 수 있다는 원리다. 5일 동안만 하면 되니까 실패하는 환자들은 거의 없다. 게다가 일단 해보면 몸이 가벼워지고 컨디션이 좋아지기 때문에 매달 해볼 수 있는 용기도 생긴다.

만약 염증성 경향이 심하고 당독소 수치까지 높은 사람이라면 단식모방 5일식을 하면서 삶고 찌고 데치는 조리법을 이용한 요리로 식단을 짜야 한다. 또 산화 수치가 높은 사람이라면 식재료를 항산화 효과를 높이는 야채들로 골라야 한다. 저칼로리식을 하려면 탄수화물도 곡류 대신 야채에서 얻으면 된다. 지방의 섭취는 몸에서 스스로 합성을 못하는 불포화지방으로 선택하는 것이 좋다.

식사일기를 쓰는 것이 치료의 시작

막상 식단을 바꾸려고 하면 무엇부터 시작해야 할지 모르겠다는 사람들이 있다. 그럴 때는 먼저 자신이 무엇을 먹고 있는지 자각하는 것이 중요하다. 팻 시크릿(Fat Secret) 같은 앱을 사용해 뭔가 먹을 때마다 기록해두면 하루 동안 칼로리 섭취는 어느 정도 했는지, 탄수화물, 단백질, 지방은 얼마나 먹었는지 등을 한눈에 알 수 있다. 임상에서 이명 환자들은 식사일기 상담을 통해서 에너지(탄수화물, 지방) 과잉 섭취는 없는지, 미네랄 불균형은 없는지, 염증성 식이를 하고 있는 건 아닌지, 특정 독소에 대한 중독 성향은 없는지 체크하고 있다.

진료실에서 환자와 상담하다 보면 "저는 탄수화물을 많이 안 먹어요"라고 극구 주장하시만 알고 보니 아침마다 과일을 먹고 있는 경우도 많았다. 이럴 땐 과일도 역시 탄수화물의 한 종류라는 것을 인지하면 된다. 자신의 상태에 맞는 식단을 짜기 전에 이렇게 식사일기를 적어봄으로써 실제 자신의 식습관을 민낯 그대로 목도하는 것이 중요하다.

막상 식사일기를 적어보면 대부분의 사람들이 주로 15가지 정도의 음식을 돌아가면서 먹고 있는 것을 볼 수 있었다. 그걸 한눈에 살펴봄으로써 다음부터 눈앞에 있는 음식을 먹어도 될지, 얼마나 먹으면 좋을지 감을 잡을 수 있다. 그리고 자주 먹는 음식 중에서 자신의 상태에 맞춰 퇴출시킬 것과 새롭게 집어넣을 식단도 고안해낼 수 있을 것이다. 식단을 짤 때는 공통적으로 누구든 마음껏 먹어도 되는 두부, 야채 등을 활용해서 포만감을 채우는 것이 현명한 방법이다.

소화흡수력을 늘리는
장 건강 식사법

탄수화물을 줄이고 칼슘, 아미노산, 비타민B군 등 다양한 영양소를 섭취하기 위해 현미밥을 먹고 있다는 사람들이 있다. 그런데 이런 통곡물들이 누군가에게는 독소로 작용해 장누수증후군을 일으키기도 한다. 분명 현미에는 백미보다 다양한 영양소들이 함유돼 있는 것은 맞다. 그렇지만 현미밥을 먹어서 완전히 분해, 흡수시킬 수 있는 소화흡수력을 가진 사람들이 생각보다 적다는 것이 함정이다.

입속에서, 위장에서 현미 알갱이들이 제대로 분해되지 않고 내려가는 경우에는 소장과 대장을 통과하는 동안 독소를 만들어낸다. 이때 만들어진 독소와 염증성 물질들은 간에 해독의 부담을 주고 자가면역반응을 일으키는 원인물질로도 작용한다. 그래서 현미밥을 먹고 소화흡수가 제대로 이루어지지 않는 상태가 지속되면 이명 환자에게는 득보다 실이 돼버린다. 소화흡수력이 떨어지는 이명 환자는 부종, 홍조, 무좀, 여드름 등의 염증성 증상을 보이기도 한다.

소화흡수력을 떨어뜨리는 장누수증후군이 있을 때 장 점막 재생에 도움이 되는 메뉴로 사골곰국을 선택하는 것도 좋다. 젤라틴 성분이 장누수를 개선할 수 있기 때문이다. 예전에 곰국이 콜레스테롤을 높인다는 주장이 있었지만 걱정할 필요 없다. 2015년 미국 식생활지침자문위원회(DGAC)는 음식으로 섭취하는 콜레스테롤과 혈중 콜레스테롤 농도는 관계가 없다고 밝힌 바 있다. 같은 이유로 계란을 하루 3개 이상 먹지 말라는 것도 옛날 건강 상식이 되었다. 외국에서는 장 점막 생성에 도움이 되는 것으로 본 브로스(Bone Broth)를 많이 먹는데, 한 마디로 파우더로 된 뼛국물이다.

소화효소 분비를 돕는 2가지 추천 메뉴

step 1에서 장누수증후군의 원인이 위산과 펩신 등 소화효소가 부족해서인 경우가 많다고 했다. 저위산증이 있을 때는 식사 전후 30분 동안은 물을 먹지 말고 식사 중에도 국물을 피하는 것이 좋다. 입안에서 음식을 20번 이상 꼭꼭 씹어서 삼키고, 식초나 레몬을 요리에 활용하면 좋다. 예를 들면 다음의 당근 라페처럼 레몬즙을 이용하면 펩신 분비에 도움을 받을 수 있다.

당근 라페

재료: 당근 300g, 소금 0.2T, 홀그레인머스터드 1T, 꿀 1T, 올리
    브오일 1T, 레몬즙 1T

① 당근을 깨끗하게 씻어 가늘고 길게 채썰어준다.

② 당근에 소금 0.2T 뿌린 후 고루 섞어 10분간 절여준다.

③ 홀그레인머스터드, 꿀, 올리브오일, 레몬즙을 넣어 잘 섞는다.

④ ②와 ③을 고루 섞어 냉장고에 하루 숙성한 뒤 먹는다.

토마토 마리네이드

재료: 방울토마토 400g, 양파 1/4개, 올리브유 2T, 매실액기스 3T

① 토마토를 깨끗이 씻는다.

② 토마토를 끓는 물에 20초 데쳐놓는다.

③ 양파는 잘게 다져 같이 그릇에 담아준다.

④ 데친 토마토와 양파를 그릇에 담은 뒤 올리브유와 매실엑기
    스를 넣어 잘 섞는다.

장내 유익균을 키우는 저항성 전분 먹는 법

저탄수화물 식이를 하기로 결정했다면 효과를 제대로 보기 위
해 하루 섭취량으로 밥 한 공기에 해당하는 200g을 넘기지 않을
것을 권한다. 탄수화물을 줄이는 게 너무 힘든 사람이라면 '착한
탄수화물'인 저항성 전분을 만들어 먹는 것도 좋은 방법이다.

저항성 전분은 아밀라아제가 포도당으로 분해하지 못해 소장에서 흡수되지 않는다. 그렇지만 대장에서 식이섬유와 유사한 역할을 하고 유익균의 먹이가 되기 때문에 장 건강에 오히려 좋다. 게다가 혈당을 빨리 올리지 않기 때문에 인슐린저항성이 있는 사람에게 좋다.

저항성 전분을 가장 쉽게 만드는 방법은 밥을 지은 후 식혀서 찬밥으로 만드는 것이다. 따뜻할 때 찰기가 있던 밥을 식히면 딱딱해지면서 저항성 전분이 많아진다. 밥을 지은 후 한김 식히고 냉장실에서 24시간 보관한 후 먹는 것이 저항성 전분 함량을 높이는 가장 좋은 방법이다. 이때는 다시 데워 먹어도 효과를 볼 수 있다. 저항성 전분은 이외에도 덜 익은 초록색 바나나, 생고구마, 생감자, 얌, 보리, 완두콩, 렌틸콩, 청포묵가루(녹두) 등에 들어 있다.

저항성 전분의 섭취에 주의해야 할 때도 있는데, 소장의 세균 과다 증식증, 식도 역류 질환, 강직성척추염, 면역 결핍 등이 있는 경우라면 의사와 상담 후에 결정하기 바란다.

장 점막을 손상시키고 몸 안으로 독소를 침투시키는 장누수증후군의 원인으로 글루텐이 대표적으로 손꼽힌다. 글루텐은 장을 새게 할 뿐 아니라 혈액뇌장벽을 손상시켜 뇌의 염증을 유발한다는 연구도 있다. 밀가루 음식을 매일 먹거나 매끼 먹으면 장의 손상이 복구될 틈도 없이 장누수가 더 심해지기 때문에 이명 환자라면 밀가루는 무조건 끊을 것을 권한다. 저탄수화물 식이를 시작할 때 가장 우선적으로 할 일이다.

인슐린저항성을 개선하는
당독소 해독 5일식

당독소는 단백질과 당질의 결합으로 생성된다. 대부분의 한국인들은 단백질의 섭취가 부족한 상황이므로 당독소를 만들지 않기 위해 우리가 적게 먹어야 하는 것은 당질이다. 우리가 흔히 탄수화물이라고 칭하는 것은 당질과 식이섬유로 구성되어 있는데, 식이섬유는 당독소와 관계가 없기 때문에 섭취를 줄일 필요가 없다. 식이섬유는 사람이 가진 소화효소로는 소화되지 않는 음식물의 섬유질인데, 먹어도 흡수되지 않기 때문에 칼로리(에너지)가 되지 않는다.

음료수나 과자에 들어 있는 설탕이나 포도당, 그리고 사과, 바나나 등의 과일에 많은 과당이 대표적인 당질이다. 그 외에 달지 않은 당질도 있는데 대표적인 것이 전분이다. 전분은 주로 곡물에 들어 있는 당질이며, 우리가 밥, 빵, 면 등 주식으로 매일 먹고 있는 식자재에 당질이 많이 들어 있다. 곡물 이외에도 감자, 고구마 등에도 당질은 많이 들어 있기 때문에 너무 많이 먹지 않도록 주의해야 한다.

이명과 같이 원인이 뚜렷하지 않으면서 다시 재발할 우려가 높은 질환들에는 치료식으로 당독소를 없애고 염증유발물질을 제거하는 당독소해독 5일식을 권한다. 식습관을 바꿔서 우리 몸이 자연스럽게 회복하도록 돕는 좋은 방법이다.

단식모방 5일식의 핵심은 단백질 섭취

당독소 해독을 위한 단식모방 5일식은 하루 800kcal로 제한해서 먹어야 효과가 있기 때문에 어떻게 먹어야 할지 처음엔 어려워할 수 있다. 당독소를 없애려면 주의할 점은 탄수화물과 지방을 적게 먹고 단백질은 삶고 찌고 데치는 것으로 조리법을 조심하는 것이다. 칼로리는 열량 또는 에너지를 말하며, 탄수화물과 단백질은 1g당 4kcal, 지방은 1g당 9kcal로 계산한다. 심플하게 생각하면 단백질을 주재료로 하고 야채, 곡류를 곁들여서 먹으면 된다.

미국의 롱고 박사가 처음 단식모방 식단을 고안할 때는 단백질의 양을 10%로 제한했지만, 이것은 서양인 기준으로 정한 것이라서 근육량이 적은 동양인에게는 맞지 않다. 근육량은 물론 기초대사량까지 줄어들 수 있기 때문이다. 국내에서 당독소 해독 임상연구를 했을 때 단백질 양을 매일 60g까지 올려도 IGF-1(인슐린유사성장인자)의 감소, 혈당과 인슐린 감소 등 단식 효과는 똑같았다.

여기서 단백질 60g은 영양소 60g을 의미하는 것이라서 실제 먹어야 할 식재료 양은 이보다 많다. 껍질을 제거한 삶은 닭가슴살을 예로 들면 100g당 단백질이 28.09g 들어 있으므로(농촌진흥청에서 발행한 《국가표준 식품성분표》 참고), 단백질 60g을 먹으려면 213.6g을 먹어야 한다. 삶은 돼지고기 삼겹살로 먹는다면 100g당 단백질 함유량이 19.58g이므로 하루에 306.44g을 먹어야 한다. 삼겹살로만 치면 하루에 반 근은 먹어야 한다는 뜻이다. 삶은 한우 등심을 선택한다면 100g당 단백질이 25.20g 들어 있으므로 238.1g을 먹어야 한다. 소고기는 등급에 따라 단백질 함유량도 달라지는데 등급이 높다고 해서 단백질이 더 많은 것은 아니다. 삶은 달걀의 경우 100g당 13.94g이므로 단백질 60g을 채우려면 65g 중간 크기의 달걀을 6~7개는 먹어야 한다. 이렇듯 하루 단백질 60g은 적은 양은 아니며 꼬박꼬박 먹기가 쉬운 일은 아니다.

이명 환자 중에는 소화가 잘 안 된다고 느껴서 고기를 피하는 사람도 있을 것이다. 그러나 단백질은 호르몬의 주요 성분으로 대사활동의 필수 요소이며 근육을 만들기 때문에 소화가 안 된다고 해서 멀리하면 안 된다. 그보다는 단백질을 잘 분해하고 흡수할 수 있는 방법을 찾아야 한다. 삶거나 데치는 요리법을 주로 사용하고, 매실, 키위, 파인애플, 무즙 등 소화효소가 함유된 식재료를 활용하면 도움을 받을 수 있다.

이렇게 먹자! 단식모방 5일식 식단 예시

기호식품으로 먹는 커피도 당독소를 높인다. 커피콩을 볶는 과정에서 갈색화되면서 당독소가 증가하기 때문에 주의가 필요하다. 커피를 끊기가 너무 힘들다면 당독소가 적은 것을 선택하면 된다. 에스프레소 머신으로 추출한 지 1시간 이내의 커피 250ml에 134KU의 당독소가 있다면 드립커피는 4KU, 인스턴트 커피는 12KU 정도다(미국영양학회 자료 참조). 드립커피는 커피를 내릴 때 쓰는 필터에 콜레스테롤과 당독소가 흡착되어 직접 섭취를 줄일 수 있으므로 좋은 선택지가 된다. 다음과 같이 단식모방 식단 5일식을 예시로 소개하니 참고하기 바란다.

1일차: 곤드레나물밥, 두부전골

2일차: 참치김밥, 메밀묵사발, 두유

3일차: 닭가슴살 샐러드, 유부곤약밥

4일차: 카레채소밥, 새우샐러드

5일차: 퀴노아영양밥, 샤브샤브

1일차: 곤드레나물밥 & 두부전골

재료	무게(g)	열량(kcal)	탄수화물	단백질
잡곡밥(저항성 전분)	100	131.44	31.6	3.96
곤드레나물	15	46.55	11.47	0.84
들기름	5	46		
간장(양념장)	10	8.3	1.7	0.3
매실청(양념장)	10	21.5	5.3	0.02
참기름(양념장)	5	45.9		
점심 Total		299.69	50.07	5.12
두부	100	96.9	4.16	10.68
다진 돼지고기	100	197		30.63
배추잎	40	6	1.56	0.56
표고버섯	50	10.5	2.49	2.36
양파	50	10	3.46	0.42
대파	30	5.7	1.44	0.53
고추장	10	14	4.4	0.5
된장	5	9.5	0.95	0.7
잡곡밥(저항성 전분)	100	131.44	31.6	3.96
저녁 Total		481.04	50.06	50.34
하루 섭취량		780.73	100.13	55.46

곤드레나물밥 재료: 곤느레나물 15g, 들기름 0.5T, 양념장으로 간장 1T, 매실청 1T, 참기름 0.5T
두부전골 재료: 두부 100g, 다진 돼지고기 100g, 배춧잎, 표고버섯, 대파, 양파, 고추장, 된장

2일차: 참치김밥 & 메밀묵사발 & 두유(간식)

재료	무게(g)	열량(kcal)	탄수화물	단백질
잡곡밥(저항성 전분)	100	131.44	31.6	3.95
돌김	1	1.65	0.43	0.35
깻잎	3	1.26	0.27	0.12
참치통조림	100	181.93		22.3
단무지	40	4.8	0.96	0.04
김치	10	2.7	0.09	0.47
요거트	30	29.7	4.66	0.88
점심 Total		353.48	38.01	28.11
김치	70	17.48	3.08	0.98
오이	50	5.5	0.86	0.24
김가루	5	15.35	0.24	1.88
육수용 멸치	5	15.1		2.97
육수용 다시마	5	5.5	0.38	2.26
참깨	5	27.8	1.27	1.08
메밀묵	300	165	38.4	2.58
두유(간식)	190	115	7	9
저녁 Total		366.73	51.23	20.99
하루 섭취량		720.21	89.24	49.1

참치김밥 재료: 잡곡밥(저항성 전분), 돌김, 깻잎, 참치통조림, 단무지, 김치, 요거트(마요네즈 대신)
메밀묵사발 재료: 메밀묵 300g, 김치 70g, 오이 50g, 김가루, 참깨, 육수용 멸치와 다시마

메밀묵사발은 포만감도 크고 맛도 좋다. 그러나 단백질이 부족할 수 있으니 간식으로 두유를 선택해서 먹으면 좋다. 열량도 넘지 않아서 적합하다.

3일차: 닭가슴살 샐러드 & 유부곤약밥

재료	무게(g)	열량(kcal)	탄수화물	단백질
닭가슴살	100	128		28.09
찐고구마(저항성 전분)	50	59.5	20.46	0.53
삶은 계란	55	74.8	1.2	7.66
양상추	100	13	6.68	0.95
오이	100	11	1.71	1.19
파프리카	50	13	0.46	3.21
요플레(드레싱)	85	75	13.2	2.5
발사믹식초(드레싱)	10	2.3	0.26	0.01
점심 Total		376.6	43.97	44.14
유부	60	271.08	13.16	15.73
곤약쌀밥	100	79.33	1.8	
게맛살	30	35.4	5.58	3.18
오이	10	1.1	0.17	0.12
단무지	20	2.4	0.48	0.02
저녁 Total		389.31	21.19	19.05
하루 섭취량		765.91	65.16	63.19

닭가슴살 샐러드 재료: 닭가슴살 100g, 삶은 달걀 1개, 양상추 100g, 오이 100g, 파프리카 30g, 드레싱으로 발사믹식초, 요플레
유부곤약밥 재료: 유부 5장, 곤약쌀, 게맛살, 오이, 단무지

곤약쌀밥은 맛이 썩 좋지는 않으나 열량과 탄수화물 함량이 낮아서 다이어트에 선택하기 좋다. 유부초밥을 만들어 먹으면 쉽고 간편하게 먹을 수 있다. 곤약 안에 들어 있는 글루코만난 성분은 식이섬유가 많아 콜레스테롤을 낮추고 장내 이물질을 흡착시키는 효과가 있어 변비 완화에도 좋다. 이 밖에도 당뇨병, 대장암 등의 예방, 개선에도 좋다.

4일차: 카레채소밥 & 새우샐러드

재료	무게(g)	열량(kcal)	탄수화물	단백질
잡곡밥(저항성 전분)	150	197.16	47.4	5.93
양배추	50	16.5	3.96	0.84
당근	50	15.5	3.52	0.51
브로컬리	50	16	3.93	1.54
방울토마토	50	9.5	3.01	0.2
올리브유	5	45		
카레가루	10	35.6	5.83	1.04
점심 Total		335.26	67.65	10.06
꽃새우	100	114	0.6	22
찐고구마(저항성 전분)	50	59.5	20.46	0.53
삶은 계란	110	149.6	2.4	15.32
양상추	100	13	6.68	0.95
오이	100	11	1.71	1.19
파프리카(주황/노랑)	50	12	2.6	0.55
요거트	85	75	13.2	2.5
발사믹식초	10	2.3	0.26	0.01
저녁 Total		436.4	47.91	43.05
하루 섭취량		771.66	115.56	53.11

카레채소밥: 재료를 볶지 않고 야채를 살짝 데쳐 카레를 만들어보자. 끓이고 볶는 과정을 최소화하여 당독소도 줄이고 채소의 영양소 파괴도 줄이는 한 끼가 될 수 있다.

5일차: 퀴노아영양밥 & 샤브샤브

재료	무게(g)	열량(kcal)	탄수화물	단백질
퀴노아	100	155.5	31	4.08
닭가슴살	50	64		14.09
방울토마토	50	9.5	3.01	0.2
오이	50	5.5	0.86	0.6
브로콜리	80	25.6	6.29	2.46
모짜렐라치즈	25	71.5	1.35	7
점심 Total		331.6	42.51	28.43
쇠고기 뒷다리살	100	201		33.68
배추	100	15	3.9	1.4
양파	30	6	2.1	0.21
깻잎	10	4.2	0.9	0.4
무	30	3.9	1.01	0.18
단호박	100	51	15.45	1.72
잡곡밥(저항성 전분)	100	131.44	31.6	3.95
저녁 Total		412.54	54.96	41.54
하루 섭취량		744.14	97.47	69.97

조금 색다르게 퀴노아영양밥을 해보자. 퀴노아는 남아메리카 안데스 산맥의 고원에서 자라는데, 일반 쌀보다 2배의 단백질을 함유한다. 100g당 아미노산 함유가 백미의 경우 5,394mg이라면 퀴노아는 9,044mg이다. 노화 방지에 도움을 주는 비타민E는 100g당 2.4mg이 들었는데, 이것은 백미(0.4mg)의 6배다. 뼈 건강에 좋은 칼슘 함량은 47mg으로, 백미(14mg)보다 3배 많다. 검은색, 붉은색, 흰색 등으로 다양한데, 맛이나 영양에는 큰 차이가 없다. 잡곡밥에 섞어 식히면 저항성 전분으로도 만들 수 있다. 색다른 식감에 색다른 식사를 하고 싶을 때 선택할 수 있다.

뇌 기능 밸런스를 되찾는 똑똑한 식사법

그동안의 임상 경험에 의하면, 이명이 있으면서 불안장애, 우울증, 불면증 등이 동반되어 나타나는 확률이 약 40~60% 정도 되는 것 같다. 따라서 뇌 기능의 균형을 되찾는 것은 이명 치료에서 큰 비중을 차지한다고 봐야 할 것이다. 불면, 우울, 불안 증세를 개선해나가다 보면 호르몬과 신경전달물질의 균형을 되찾으면서 이명 증상이 개선되기도 한다.

이명 환자는 불면, 불안, 우울 증세가 많다 보니까 항우울제, 항불안제, 수면약 등을 처방받아 먹는 악순환에 빠지곤 하는데, 그보다 먼저 음식을 바꿔보기를 권한다. 세로토닌은 장에서 85% 이상 분비되므로 장 건강에 좋은 식사는 곧 뇌에 좋은 식사이기도 하다.

뇌 기능을 올리기 위해서는 뇌가 제대로 기능하는 데 필요한 영양소를 더 많이 섭취하고 뇌에 해로운 식품의 섭취를 의식적으로 줄여야 한다. 염증 유발 때문에 먹지 말아야 할 음식으로는 유제품, 설탕, 밀가루, 백미, 옥수수기름, 콩기름, 빵, 과자, 피자, 감자튀김, 아이스크림, 마가린, 튀긴 지 오래된 튀김류, 여러 번 사용한 기름으로 튀긴 튀김류 등이 있다. 챙겨먹을 음식으로는 베리류, 피칸, 호두, 브라질너트, 강황, 오메가3, 들기름, 아마씨유, 등푸른 생선, 비트, 브로콜리 등이 있다.

이명 신호를 억제하는 가바의 합성에는 비타민B6가 필요하고, 세로토닌 합성 과정에는 엽산, 철, 비타민B6, 비타민B3가 필요하다. 뇌의 혈행 개선에 도움을 준다는 오메가3도 항염증 효과를 높이기 위해서 비타민C, 비타민B6, 마그네슘, 아연 등과 같이 섭취해야 한다. 결국 호르몬과 신경전달물질의 원료가 되는 단백질 식품에 항산화 효과를 주는 야채, 해조류, 버섯 등을 위주로 먹어야 한다는 결론이 나온다.

부신 기능을 올리는 에너지 식사법

뇌는 부신으로 연결되는 한 축이 있어서 뇌 건강을 위해서는 부신 건강도 회복해야 한다. 비타민C, 비타민D, 마그네슘, 아연 등의 미네랄은 여기서도 중요한 역할을 하기 때문에 다양한 색깔의 야채를 많이 먹는 것이 좋다.

서장의 오각형 그리기에서 뇌 기능 불균형과 함께 호르몬 불균형 수치가 높았다면, 부신을 갉아먹는 원인인 설탕, 알코올, 카페인부터 끊기를 권한다. 첨가물이 많이 들어간 가공식품, 정크 푸드 등은 유해물질을 배설시키는 데 부신 호르몬을 많이 소모시키기 때문에 이것들 역시 금하는 것이 좋다. 그렇지 않아도 부족한 부신 호르몬의 소진을 가져오기 때문이다.

식이습관의 변화가 있어야 부신피로의 개선이 잘 될 수 있다. 단백질과 섬유소가 많고 정제가 덜 된 탄수화물을 섭취해야 한다. 부신 기능이 떨어지면 자기도 모르게 탈수 상태가 되기 쉬운데, 음료보다는 깨끗하고 순수한 물을 자주 마시는 것이 좋다.

부신 기능 저하가 있을 때는 간헐적 단식, 1일 1식처럼 요즘 유행하는 다이어트는 잘 맞지 않는다. 내 몸에 에너지를 보충해주는 호르몬의 도움이 적기 때문에 자주 지치고, 몸에 혈당이 떨어지는 순간이 많다. 그러면 엉덩이나 허벅지 근육을 녹여서 에너지원으로 쓰기 때문에 근육 손실이 일어나기 쉽다. 적은 양의 음식을 자주 먹는 것이 부신 기능 회복에 훨씬 유리하다.

부신 기능이 떨어진 사람들은 적어도 10시 전에는 아침식사를 꼭 해야 에너지원이 공급되어 몸이 소진되는 것을 막을 수 있다. 부신 기능이 떨어지면 대부분 오전에 피로하기 때문에 밤에 늦게 자고 오전에 늦게 일어나는 생활 패턴이 생기기 쉽다. 그런 라이프 스타일을 반드시 개선해야 한다.

만약 부신 기능이 떨어지면서 혈압이 낮은 사람이라면 아침에는 바나나처럼 칼륨 함유가 높은 과일을 삼가야 할 수도 있다. 칼륨은 나트륨을 배출시키기 때문에 나트륨이 부족한 저혈압 환자의 전반적인 컨디션을 떨어뜨릴 위험이 있다.

트립토판을 보충하는 꿀잠 식사법

이명 환자의 불면을 개선시키기 위해서는 수면 호르몬인 멜라토닌의 생성이 원활해야 한다. 뇌에서는 '트립토판 → 세로토닌 → 멜라토닌'으로 변환되는 화학 반응이 매일 끊임없이 일어난다. 세로토닌의 기본 원료인 트립토판은 우리 몸에서 생성되지 않는 필수 아미노산이라서 모두 음식을 통해 조달해야 한다. 돼지고기, 오리고기, 연어, 콩, 우유, 치즈 등의 단백질 식품에는 트립토판이 풍부하다. 만약 가능하다면 소고기, 닭고기를 구매할 때는 목초를 먹고 키운 것을 고르면 좋다. 무화과, 바나나, 케일 등도 트립토판을 섭취하기에 적합한 식품들이다. 우리가 섭취한 트립토판 중에 10% 정도만 세로토닌으로 바뀐다고 하는데, 혈액뇌장벽을 통과해 운반되는 성질을 감안할 때 가장 이용률이 높은 것은 치아씨드라고 한다. 트립토판을 세로토닌으로 전환하는 데는 비타민B6, 비타민D 등이 필요하다.

비타민B6는 해바라기씨, 피스타치오, 참치, 닭고기, 피망, 순무, 표고버섯, 시금치 등에 함유돼 있고, 식품 중에 비타민D 함유량이 가장 높은 깃은 햇빛에 말린 목이버섯이다. 목이버섯에는 비타민D의 전구물질인 에르고스테롤이 많이 존재하는데 햇빛을 받아 자외선을 받으면 비타민D로 전환된다. 생목이버섯(100g당 12㎍)에 비해 햇빛에 말린 건목이버섯은 비타민D가 30배 높아진다(100g당 364㎍). 햇빛이 아니라 건조기에 말린 것은 비타민D 함유량이 높지 않으므로 주의한다. 수면을 돕는 꿀잠 메뉴 몇 가지를 소개한다.

치아씨드 요거트

재료: 플레인요거트 1개, 치아씨드 2T, 꿀 1T

양배추바나나주스

재료: 양배추 200g, 바나나 300g, 우유

① 양배추 200g를 찜통에 5분간 살짝 찌고, 바나나 300g 넣어
우유에 갈아준다.

호두 샐러드

재료: 브로콜리(또는 컬리플라워) 1개, 호두 1/2컵, 양파 1/2개, 치
커리잎 15g. 드레싱으로 올리브유 3T, 매실농축액 1T, 레
몬즙 1T, 소금, 후추.

닭고기 버섯 요거트카레(2인분 기준)

재료: 닭다리살 150g, 다진 마늘 1t, 양파 1/2개, 홍피망 1개, 양
송이버섯 5개, 맛타리버섯 1/2팩, 브로콜리 1/2개, 올리브
유 1T, 물 2컵, 카레가루, 플레인요거트 1/2컵, 밥 300g,
소금, 후추

① 닭고기는 껍질을 벗겨 씻은 다음 물기를 닦고 한입 크기로
썰어 다진 마늘과 소금, 후추를 뿌려 버무린다.

② 양파는 1cm 너비로 썰고, 홍피망은 반 자른 다음 다시
1.5cm 너비로 썬다. 양송이버섯은 반으로 썰고, 맛타리버섯

은 손으로 뜯는다. 브로콜리는 잘 씻어 손질한다.

③ 냄비에 올리브유를 두르고 닭고기를 넣어 볶다가 겉면이 익으면 브로콜리를 제외한 채소를 전부 넣어 볶는다. 어느 정도 익으면 물 2컵을 넣어 끓인다.

④ 한소끔 끓어오르면 카레가루를 넣어 걸쭉해질 때까지 끓인다. 마지막으로 브로콜리를 넣어 한소끔 끓인 다음 불을 끈다.

⑤ 그릇에 밥을 담고 ④를 끼얹은 다음 플레인요거트를 뿌린다.

달걀야채볶음

재료: 방울토마토 10개, 달걀 3개, 양파 1/2개, 애호박 1/4개, 새우젓 1t, 다진 마늘 1t, 소금, 후추, 올리브유 1T

① 방울토마토는 꼭지를 떼서 반으로 썬다. 양파는 채썰고, 애호박은 얇은 반달꼴로 썬다.

② 달걀을 풀어서 새우젓과 섞는다.

③ 팬에 기름을 두르고 다진 마늘 넣어 볶다가 양파와 애호박을 넣고 볶는다. 이어서 방울토마토를 넣고 소금, 후추로 간을 한 뒤 살짝 볶아 팬의 한쪽으로 몰아넣는다.

④ 팬의 빈 곳에 ②의 달걀을 부어 주걱으로 저어가며 익히다가 ③과 함께 섞으면서 살짝 더 볶는다.

활성산소를 줄이는
항산화 식사법

내장지방이 많거나 탄수화물 중독이 있고 고인슐린혈증이 있는 사람들에게는 간헐적 단식이 효과적일 수 있다. 간헐적 단식의 이론적인 근거는 단식 후 12시간이 지나면 인슐린 분비가 급격히 떨어져서 몸에 있는 지방을 주 연료로 사용하며, 특히 단식 후 16~24시간 사이에 지방의 연소가 가장 활발히 일어난다는 원리를 이용한 식사법이다. 그런데 간헐적 단식을 했는데도 효과가 없거나 오히려 살이 더 찌는 사람들이 있다. 몰래 먹었거나 무심코 먹었기 때문이 아니라 실제로 살이 찐다.

이명의 원인을 찾기 위한 오각형 그리기를 했을 때 염증이 높거나 산화독소, 당독소가 높게 나온 사람은 하루 16시간 단식하고 8시간 동안 먹는 간헐적 단식의 원칙만으로는 효과를 보기 힘들 수도 있다. 이때는 무엇을 먹었는지가 중요해진다. 떡볶이, 짜장면, 짬뽕 같은 음식을 끊지 못하고 자신은 적게 먹고 있다고 생각하면서, 사실은 하루 종일 식욕을 누르느라 고생하는 경우도 있다. 그들은 몸 여기저기에 염증이 있을 가능성이 크다. 방광염, 질염, 관절염, 지루성피부염 등이 반복되거나 곪는 여드름이 생기기도 한다. 그 원인은 당독소와 산화독소일 가능성이 높다. 이런 사람들은 혈중 요산 수치가 높은 것이 특징이고, 그것을 없애려면 항산화 식이법을 습관화해야 한다.

이명에 특히 효과적인 비타민과 미네랄

질병과 노화에 직접적인 작용을 하는 활성산소와 당독소는 강력한 항산화 효과가 있는 음식을 먹는 것으로 막을 수 있다. 비타민C, 비타민B군, 아연, 셀레늄, 글루타치온, 코엔자임큐텐 등은 모두 강력한 항산화 물질로 작용한다. 심플하게 생각하면 채소, 버섯, 견과류, 좋은 지방을 섭취하면 된다.

우리가 흔히 접할 수 있는 항산화 식품을 생각해보면 브로콜리, 토마토, 버섯 등이 있다. 브로콜리에는 대표적인 항산화 성분인 비타민C는 물론 베타카로틴, 비타민B군, 비타민E, 비타민K, 칼슘, 마그네슘, 아연, 셀레늄 등이 풍부하게 들어 있어서 염증 감소, 혈당 조절, 면역 강화, 소화 촉진, 관절질환 예방 등 다양한 효능을 기대할 수 있다. 브로콜리 외에도 콜리플라워, 배추, 양배추, 케일 등 십자화과 채소는 당독소 해독에도 좋고 에스트로겐 대사에 관여해 호르몬 불균형을 개선해주기도 한다.

브로콜리를 손질할 때는 흐르는 물에 씻는 것이 아니라 그릇에 물을 담고 꽃봉오리가 잠기도록 20분 이상 담가둬야 불순물을 제거할 수 있다. 작은 꽃잎들이 어느 정도 열리면 살균 효과를 위해 식초를 떨어뜨린 물에 5분 정도 담갔다가 깨끗한 물에 헹군다.

라이코펜이 풍부해 강력한 항산화 작용을 하는 토마토는 베타카로틴, 비타민C, 비타민B군, 칼슘, 마그네슘, 아연 등이 들어 있다. 완숙된 것일수록 항산화 성분이 증가하기 때문에 빨갛게 익은 토마토를 고르는 것이 좋고, 라이코펜은 열을 가할수록 흡수가 잘 되고 지용성이기 때문에 기름에 볶아서 먹으면 좋다.

지중해 식단도 항산화 항염증 식이다

이탈리아, 스페인, 그리스 등 지중해 연안에 사는 사람들은 예로부터 서유럽이나 영국인들에 비해 날씬하고 건강했다는 점 때문에 지중해 식단이 주목받았다. 지중해 식단에서는 자주 즐겨 먹을 것과 적게 먹을 것을 구분한다. 가장 많이 먹는 것은 밀, 귀리, 보리 등 최소한으로 가공한 통곡물, 시금치, 토마토 같은 채소, 콩류, 견과류와 씨앗, 올리브유, 허브와 향신료다. 생선이나 해산물은 주 2회 정도 먹는 것으로 하고, 가금류, 달걀, 유제품은 적당히 먹는 것으로 한다. 반면 육류와 당류는 소량만 섭취한다.

지중해 식단은 먹는 것뿐만 아니라 아름다운 경관을 보며 테이블 매너를 지키고 사람들과 즐거운 대화를 나누며 식사하는 사교

활동까지 포함한다. 그래서 지중해 식단의 또 다른 주요 특징은 항생 물질인 레스베라트롤이 풍부한 레드와인이 포함된다는 것이다.

지중해 식단은 저포화지방, 고식이섬유의 식사라고도 할 수 있다. 연어, 아보카도, 아몬드, 호두, 올리브유 등 오메가3 지방산이 풍부한 식품을 많이 먹고, 매끼 다양한 채소를 먹기 때문에 항염증, 항산화 식단에 해당한다. 지중해 식단은 매년 '최고의 식단'을 발표하는 미국 〈US 뉴스 앤 월드 리포트〉에서 2018년부터 2020년까지 최고의 다이어트 식단으로 3년 연속 1위에 꼽히기도 했다.

오메가3는 새로운 염증을 예방하며 혈중 중성지방을 감소시키고 혈행 개선에도 도움을 준다. 오메가3 섭취에 비해 오메가6 섭취가 너무 많으면 염증을 촉진하기 때문에 오메가3는 의식해서 충분히 섭취하지 않으면 안 된다. 비타민C, 비타민B3, 비타민B6, 마그네슘, 멜라토닌, 아연 등을 함께 섭취해야 항염증 효과를 제대로 낼 수 있다. 육류를 선택할 때 참고할 점은 옥수수 사료를 먹여 키운 가축보다 목초를 먹고 방목해서 키운 가축의 고기가 포화지방이 낮고 오메가3가 훨씬 높다는 것이다. 참치, 고등어 등의 생선은 오메가3와 비타민B12를 함께 공급할 수 있는데, 마찬가지로 양식보다 자연산 생선의 오메가3 함량이 높다. 자연산 연어 한 조각, 아몬드 한 움큼으로 오메가3 하루 목표를 채울 수 있다. 오메가3는 부신 기능 회복에도 좋은 영양소인데, 아보카도, 들깨 등에 많이 들어 있다. 오메가3 섭취에 좋은 메뉴를 소개한다.

과카몰리

재료: 아보카도 1개, 양파 1/4개, 방울토마토 5개, 다진 마늘
0.5T, 레몬즙 1T, 소금 0.3T

① 잘 익은 아보카도를 숟가락으로 으깨준다.

② 방울토마토, 양파를 잘게 썬다.

③ 아보카도에 잘게 썬 야채들, 다진 마늘, 레몬즙을 넣고 소금
으로 간한다.

무청시래기 들깨나물

재료: 무청시래기(삶은 것) 300g, 들깨가루(거피한 것) 1.5T, 들기
름 3T, 다진파 2T, 다진마늘 0.5T, 국간장 1.5T, 두유 4T,
물 4T

① 무청시래기는 여러 번 물에 헹구어 씻고, 겉의 투명한 섬유
질을 꼼꼼하게 벗겨낸다.

② 무청시래기의 물기를 꼭 짜고 3~4cm 길이로 썬다. 들깨가루
를 두유에 풀어둔다.

③ 팬에 들기름을 두르고 무청시래기와 다진 파, 다진 마늘을
넣어 달달 볶다가 국간장으로 간을 한다. 물을 4T 정도 넣어
약한 불에서 뚜껑을 덮고 뜸을 들이듯 푹 익힌다.

④ 수분이 자작하게 줄어들면 들깨가루 푼 두유를 넣어서 한소
끔 볶은 다음 불을 끈다.

이명의
치료 효과를
높이는 영양요법

좋다는 영양제를 모두 먹으면 몸이 좋아질까?

환자들과 영양요법 상담을 할 때, 현재 복용하고 있는 영양제가 있으면 모두 보여 달라고 요청하곤 한다. 그러면 한 사람이 먹는 것이라고는 믿기 어려울 정도로 많은 양의 영양제를 한아름 들고 오는 사람들이 의외로 많다. 쇼핑백 두 개를 양손 한가득 가져오는 경우도 있었다.

영양제와 관련해 진료실에서 만나는 환자들의 문제점은 좋다는 영양제는 모두 먹으려고 한다는 것이다. 주변인이 권하거나 방송에서 좋다고 했던 영양제가 있으면 모두 사다 보니까 영양제의 양이 점점 늘어난다. "영양제만 먹어도 배불러요" 하는 사람이 실제로 많다. 하지만 이렇게 좋다는 것들은 모두 사모으는 사람일수록 효능에 대한 확신이 없기 때문에 잘 챙겨먹지 않아서 먼지가 뽀얗게 쌓인 영양제 통을 들고 오는 경우가 많다.

좋다는 영양제를 모두 먹으면 몸이 아주 좋아질 것 같지만 그게 그렇지가 않다. 그러자면 일단 영양제의 양이 너무 많다. 영양제 각각은 꼭 먹어야 할 영양소뿐 아니라 그것을 담기 위한 캡슐이나 알약으로 만들기 위한 고형제, 발색제 등이 들어간다. 영양제를 많이 먹는다는 것은 필요한 성분뿐 아니라 이런 부형물까지 먹는다는 것이고, 이것을 분해하고 배설하기 위해 간이 노동에 시달린다는 뜻이다. 그래서 영양제 복용에도 전략적 선택이 필요하다.

내게 부족한 영양소, 필요한 만큼만 먹어라

어느 한 부부의 예가 있다. 모발검사를 했는데 남편과 부인의 검사 결과지가 언뜻 보면 같은 사람의 것으로 보일 정도로 비슷했다. 두 사람 모두 저위산증에 장누수증후군이 있었는데, 본인의 상태는 전혀 고려하지 않고 성인 1일 권장량에 맞춰 수년간 영양제를 복용해온 분들이었다. 남편 분이 아주 철두철미한 분이라 섭취량을 엑셀로 계산해가며 수년간 드셨다고 하는데, 그동안의 노력이 무색하게 검사 결과 영양소의 밸런스가 맞지 않았다. 게다가 수은의 농도도 높았다. 이렇게 몸의 상태를 잘 모른 채로 영양제를 평균 1일 권장량에 맞춰 자가처방했을 때 문제가 될 수 있다.

영양제가 몸에 좋은 것은 맞지만 개개인의 상태에 따라 필요한 영양제의 종류, 섭취량, 흡수율은 모두 다르다. 또 여러 가지를 한번에 먹을 경우 영양제끼리 상호작용을 일으켜 몸에 흡수되지 않고 배출되거나 농도가 올라갈 수 있으니 주의가 필요하다.

또 영양제는 남성용과 여성용이 따로 나오는 경우가 많다. 남성용과 여성용의 중요한 차이는 월경 때문에 여성은 철분이 부족해지기 쉬워서 남성보다 철분이 첨가된 경우가 많다는 것이다. 남성과 폐경 후 여성의 경우에는 철분이 들어간 영양제를 먹고 오히려 산화독소가 많아질 수 있으므로 주의해야 한다.

영양제를 선택하기 전에 우선은 자신에게 어떤 영양소가 부족한지 알아내는 것이 중요하다. 이것을 알기 위해서는 기능의학 검진을 하는 것이 가장 정확하지만, 상황이 여의치 않을 때는 몸이 보내는 신호로서 불편한 증상을 감지할 수 있어야 한다. 또 일반적으로 실시하는 건강검진 결과지도 참고할 수 있다. 헤모글로빈 수치를 통해 철분 부족을 감지할 수 있고, 갑상선기능저하증이 있을 때는 셀레늄 부족을 감지할 수 있다. 당뇨가 있거나 중성지방이 높은 사람은 인슐린 기능을 향상시키는 크롬을 보충하는 것이 좋다. 간 염증 수치가 높은 사람은 비타민B군과 마그네슘을, 상처나 골절 회복이 잘 안 되는 분들은 아연의 부족을 의심해볼 수 있다.

영양제 효능을 높이기 위한 7가지 주의사항

인체에 필요한 미량의 무기질 영양소들은 직접적으로 에너지를 만들지 않아도 소화 과정에 작용하기도 하고, 골격, 치아, 혈액, 체액 생산에 관여하기도 한다. 또 근육과 신경 기능을 유지하기도 하고, 산소를 운반하고 신경전달물질을 만드는 데 쓰이기도 해서 부족하면 문제가 생긴다. 이 미량의 영양소들을 음식 섭취만으로 채울 수 있다면 좋겠지만, 안타깝게도 식사만으로는 하루에 필요한 영양을 다 채우지 못하는 경우가 많다. 그래서 영양제는 치료의 효과를 높이기 위해 꼭 필요하다. 다만 효과를 제대로 보기 위해서는 다음과 같은 주의사항을 지켜야 한다.

첫째, 실험을 통해 안전을 검증받은 고품질의 재료로 만든 영양제를 과학적 근거에 기반을 둔 용량으로 복용해야 한다. 품질을 보장받지 못한 영양제는 부작용이나 무의미한 결과를 가져올 것이다.

둘째, 검사를 통해 자신의 상태를 파악한 후 어떤 영양제를 얼마나 복용할지 처방받아야 한다. 특별한 근거 없이 주변에서 하는 대로 따라하는 것은 부작용 위험을 높인다. 과다 복용하면 다른 영양소의 결핍을 일으키는 경우도 있다. 이명 환자에게 비타민D는 꼭 필요하지만 장기간 고함량으로 복용해 수치가 100ng/mL 이상이 되면 고칼슘혈증과 부갑상선호르몬저하증이 나타날 수 있다.

셋째, 음식과 함께 영양보조제를 복용하면 식사 후 분비되는 소화효소와 음식물 속의 미량 영양소가 영양제의 소화, 흡수를 높일 수 있다. 빈속에 영양제를 복용하면 설사, 헛배부름, 메슥거림 등이 올 수 있다.

넷째, 의사의 처방에 따른 권장량을 지켜야 한다. 특히 질환의 치료 목적으로 영양제를 복용할 경우에는 1일 권장량이 아니라 자신에게 딱 맞는 영양소의 양을 찾는 것이 매우 중요하다. 환자 임의대로 영양제를 복용하는 것은 효과적인 치료를 위해 좋지 않다.

다섯째, 매일 장기간 꾸준히 복용해야 한다. 신체의 회복에는 지속적으로 적절한 영양이 필요하다. 영양요법은 며칠 만에 비약적인 효과를 가져다주는 것이 아니다. 6개월 이상은 복용하고, 주기적인 검사와 평가로 영양제의 종류와 양을 조절하는 것이 바람직하다.

여섯째, 현재 복용중인 약, 건강기능식품 등을 주치의에게 알려야 한다. 특정 영양제가 치료약의 효과를 높일 수도 있지만, 악화시킬 수도 있기 때문이다. 오히려 유익한 영양소를 결핍시키는 드럭 머거(drug muggers)라는 것이 있어서, 장기간 복용하는 고혈압, 고지혈증, 당뇨 약 등이 특정 영양소의 필요량을 높이는 경우가 많다.

일곱째, 식이요법과 생활요법을 바꾸기 위한 노력을 함께 기울여야 한다. 영양제 복용이 치료의 전부가 될 수는 없다. 영양제를 먹고 있다고 해서 식습관이나 생활습관이 무너져도 되는 것은 아니다.

소화 과정을 아는 것이
치료의 첫 단추

우리는 에너지를 내기 위해 음식을 먹지만 그것이 우리 몸에서 제대로 소화 흡수되기 위해서는 소화효소의 도움이 필요하다. 속쓰림, 위산 역류 같은 증상은 흔히 위산 과다의 결과라고 생각하기 쉽지만, 이런 증상을 가진 환자들의 위산과 펩신 분비량을 보면 오히려 적은 경우가 많다.

이명 치료의 가장 근간이 되는 것은 장의 건강이며, 장 건강이 흐트러지는 배경에는 대부분 소화효소의 부족이 있다. 위산 부족은 염증이나 알레르기를 유발하는 장누수증후군으로 이어지기 때문에, 이것을 개선하기 위한 소화효소 처방은 치료에 큰 도움을 준다.

몸속에서 에너지를 원활하게 만들기 위해서는 우리가 먹은 음식이 잘 소화되어 흡수까지 이뤄져야 하므로 그 과정을 잘 알고 점검하는 것은 중요한 일이다.

10개의 장기가 소화 과정을 조절한다

법률가이면서 작가였던 앙텔름 브리아사바랭은 《미식예찬》에서 "당신이 무엇을 먹는지 말하라. 그러면 나는 당신이 누군지 말해보겠다"라고 했다. 여기에서 "당신이 먹는 것이 바로 당신이다"라는 말이 유래되었는데, 이것을 현대 기능의학의 관점에서 바꾸어 말하면 "(당신이 먹는 것이 아니라) 당신이 소화시키고 흡수하는 것이 당신이다"라고 말할 수 있다. 인체의 모든 세포는 영양과 에너지의 지속적인 공급이 필요하고, 그것은 우리가 매일 음식을 먹어야 하는 이유다.

외부에서 들어온 음식물을 소화시키는 데 관여하는 몸속 장기는 10개인데 그 길이는 모두 합하면 9m에 달한다. 이것은 신체에서 가장 다양하고 복잡한 체계에 속한다. 이 기관들은 소화라는 과제를 수행하기 위해 지속적으로 일사분란하게 움직이는데, 몸통 전체를 가로지르는 소화계는 크게 4개의 주요 구성으로 이루어져 있다.

첫째 위장관(gastrointestinal tract)은 섭취한 음식물들을 입에서 항문까지 수송하는 구불거리는 통로다. 그 내부 표면적은 30~40㎡에 이른다.

둘째 췌장, 담낭, 간의 3인조 장기들은 여러 가지 특별한 액체로 음식물을 잘게 부순다.

셋째는 인체의 효소(enzymes), 호르몬, 신경, 혈액이다. 음식물을 부수기 위해 모두 함께 작동하여 소화 과정을 조절하고 최종 생성물(영양, 산소)을 배달한다. 분해된 영양소와 산소는 소장을 통과할 때 효율적인 흡수를 통해 혈액으로 이동해 각 장기들에 운반된다.

넷째 장간막(mesentery)이다. 복부에 있는 소장, 대장 등 소화계 장기를 지탱하고 위치를 잡아주는 넓은 구간으로 소화계 장기들이 각자의 일을 수행하는 것을 돕는다.

음식이 분해되고 흡수되는 과정

사실 소화 과정은 음식물이 혀에 닿기도 전에 시작된다. 냄새를 맡거나 맛있는 걸 상상만 해도 입속 분비샘은 침을 분비하기 시작한다. 이 액체는 매일 약 1.5리터씩 생산되며, 입안에서 음식물을 씹는 활발한 저작활동과 함께 침과 음식물이 섞이면 촉촉한 덩어리가 된다. 침의 성분은 99%가 수분이지만, 나머지 1%에 칼륨, 칼슘, 마그네슘, 다양한 효소 등이 섞여 있어 어떤 음식도 어떤 녹말도 분해해 낸다. 환자들 중에 "입이 마른다"는 말을 하는 분들이 있는데, 하루에 분비돼야 할 침의 양보다 적게 침이 나오기 때문이다. 침의 분비가 적다면 소화의 첫 단추부터 잘못 끼워진 것이다.

입으로 들어온 음식물 덩어리는 길이 25㎝의 식도를 지나야 위에 도달한다. 식도 조직에 있는 신경은 음식물 덩어리의 존재를 감지해 근육을 수축하는 연동운동을 유발한다. 연동운동으로 음식물이 위에 도착하면 이때부터 근육질의 위 내벽이 음식물들을 맡아 큰 덩어리를 작은 조각으로 부순다.

위 내벽세포에서 분비되는 호르몬은 산과 효소가 풍부한 액체를 방출하는데, 이것은 위벽에서 분비되어 음식물을 녹이고 그 속에 있는 단백질을 분해한다. 이 호르몬은 췌장, 간, 담낭에서의 소화액을 생산하고 지방을 소화시키는 황록색 액체인 담즙을 분비하라고 신호를 보낸다. 다음 소화 단계를 위해 준비하는 것이다. 이렇듯 위산의 분비가 잘 돼야 이후에 이어지는 췌장액, 담즙 등의 분비가 잘 일어날 수 있다. 우리가 음식을 먹을 때 충분히 씹어 잘게 만들어 넘기면 위산의 분비를 촉진할 수 있다. 만약 위산이 충분히 분비되지 않으면 펩신이 단백질을 제대로 분해하지 못하고, 오히려 이것이 독소를 만들어내는 원인으로 작용한다.

소화관은 몸속에 있지만 피부처럼 외부와 직접 접촉하는 장기이기도 하다. 음식에는 독성 물질이나 세균도 섞여 있기 때문에 위에서는 강한 산성의 위산이 나와서 살균 작용을 해줘야 한다. 위산은 펩신을 활성화시키고 산성 환경의 위에서 음식물은 죽처럼 된다.

위에서 3시간 정도를 보내고 나면 처음의 음식물 덩어리는 형태를 잃고 미즙(chyme)이라는 거품투성이의 액체가 되어 소장으로 이동한다. 이때 간은 담즙을 담낭으로 보내는데, 이것은 소장의 첫 번째 부위인 십이지장에 도착한다. 여기서 담즙이 미즙에 있는 지방을 유화시키면 십이지장에 도달한 췌장액과 소장액이 지방을 쉽게 분해할 수 있다.

소화효소가 풍부한 액은 지방을 지방산과 글리세롤로 분해해 인체가 더 쉽게 흡수할 수 있도록 하고, 단백질을 아미노산으로,

탄수화물을 포도당으로 분해하는 마무리 작업을 한다. 이것은 소장의 아래쪽인 공장과 회장에서 일어나는 일이다. 이 부위는 융모(villi)라 불리는 수십만 개의 돌기로 덮여 있는데, 융모로 만들어진 넓은 표면적 덕분에 분자의 흡수와 혈류로의 수송이 최대화될 수 있다. 혈액은 흡수한 분자들의 마지막 여정을 안내하는데, 인체의 조직과 장기에 영양분이 공급되도록 운반한다.

그러면 영양분이 흡수된 후 나머지들은 어떻게 될까? 섬유소, 물, 죽은 세포처럼 소화가 일어나는 동안 쓸모없는 것들은 결장(colon)이라고 부르는 대장으로 향한다. 인체는 남은 대부분의 수분을 장벽을 통해서 흡수한다. 대장에서는 하루 1리터 정도의 수분이 흡수되고, 마지막에 남는 건 대변(stool)이라고 부르는 부드러운 덩어리다. 결장은 이 부산물을 직장(rectum)으로 꾹꾹 눌러넣는데, 여기서 신경은 이 부분의 팽창을 감지하고 찌꺼기를 언제 내보내야 할지 알린다. 결국 소화의 부산물은 항문을 통해 배출된다. 이로써 30~40시간에 이르는 음식물의 긴 여정이 마침내 완료된다.

영양 흡수율을 높여주는 소화효소

　임상에서 이명 환자 중에 위산 부족인 경우가 정말 많기 때문에 기능의학 치료에서 소화효소는 중요하게 다루고 있다. 우리의 위는 하루에도 많은 양의 위액을 생산하며, 위산에 의해 펩시노겐(pepsinogen)은 펩신이 되어서 우리가 먹은 음식에서 칼슘, 철분 등을 잘 분해, 흡수하도록 도와준다. 환자 중에는 반복적으로 빈혈이 생기는 사람이 있는데, 이런 경우에는 위산이나 펩신의 분비가 부족하지 않은지 반드시 확인해봐야 한다.

　위장 내에서의 ph는 2~2.5 정도의 산성으로 유지된다. 그래야 우리가 먹은 음식이 잘 분해되고 소독된다. 그런데 이런 것들이 원활하지 않은 환자들이 의외로 많고, 이것이 장누수증후군 등 질환의 원인이 된다. 장누수증후군을 일으키는 원인은 여러 가지가 있는데, 그중 하나는 덜 분해된 음식이 소장으로 내려오는 것이다. 그로 인해 장 점막에 이상이 생기면 치밀결합을 무너뜨리고 면역반응을 일으켜서 순차적으로 자가면역질환을 일으키는 원인물질로 작용한다. 장의 건강은 그래서 무엇보다 중요하다.

탄수화물과 지방을 분해하는 효소들

환자들의 대사 과정에서 어느 부분에 문제가 있는지 제대로 파악하려면 탄수화물, 단백질, 지방의 분해 과정을 살펴볼 필요가 있다.

먼저 탄수화물의 분해는 입에서부터 시작된다. 침(아밀레이스)에 의해 엿당으로 분해되는데 췌장액이 섞이고 장액이 섞이면서 탄수화물 소화효소에 의해 소장에서 최종분해산물로 포도당이 된다. 단백질은 위액(펩신)에 의해서 분해되고 췌장액(트립신)이 섞이고 장액이 섞이면서 단백질 소화효소에 의해 아미노산이 된다. 또 지방은 담즙이 섞이고 췌장액(라이페이스Lipase)이 섞이면서 소장에서 지방산과 글리세롤로 분해된다.

이때 분해 흡수된 소화액들은 간문맥계(hepatic portal system)를 통해서 간으로 저장이 되고, 간에서는 재합성을 통해서 다시 각 조직에 운반되어 에너지원으로 활용된다.

탄수화물에서 분해된 포도당은 세포막을 바로 통과하지 못하지만 인슐린과 인슐린수용체가 결합하면 통과할 수 있다. 이때 생성된 피루브산(Pyruvate)는 세포 내 에너지 공장인 미토콘드리아로 들어가서 에너지원(ATP)으로 사용되기도 하고, 젖산을 만들기도 하고, 다른 경로로 빠지기도 한다. 이것이 어디로 가느냐는 내 몸에 염증이 있거나 여러 가지 대사산물, 필요한 영양소가 얼마나 몸 안에 충분히 있느냐에 따라 결정된다.

피루브산이 ATP라는 형태의 에너지로 잘 쓰이기 위해서는 피루브산 키나아제(Pyruvate kinase)라는 효소가 잘 작용해야 하는데, 그러려면 비타민B1, 비타민B2, 비타민B3, 비타민B5 등이 충분히 있어야 한다. 이것이 충분하지 않을 경우 미토콘드리아로 들어가서 에너지원으로 만들어지지 않고 자꾸 몸안에 젖산이 축적된다.

지방산의 대사도 마찬가지다. 중간대사산물이 미토콘드리아로 들어갈 때 비타민B2가 충분해야 에너지원을 만들어낼 수 있다. 이것이 원활하지 않으면 우리 몸에 필요한 에너지원으로서 사용되지 못할 수 있다.

소화효소의 복용이 장누수를 예방한다

우리 몸에서 하루에 분비되는 소화액의 양은 위액이 2~3리터, 담즙이 약 1리터, 췌장액이 약 3리터, 장분비액이 약 2리터 등으로 우리가 먹는 음식물과 비슷하거나 그보다 많은 양이다. 그만큼 중요한 역할을 담당하고 있다.

위산의 분비나 담즙산의 분비는 우리가 영양제를 먹을 때 그 효과에도 영향을 미친다. 예를 들어 비타민D를 꾸준히 복용하고 있는데도 혈액검사를 해보면 비타민D가 낮게 나오는 경우가 흔히 있다. 그 이유는 비타민B, 비타민C와는 달리 비타민D는 지용성이라서 위산과 담즙의 분비가 원활하지 않으면 영양제로 섭취해도 혈중 농도가 잘 올라가지 않기 때문이다. 따라서 사람마다 비타민 D가 필요한 양이 다르며 검사를 통해 확인하고 개인별 맞춤으로 복용하는 것이 좋다. 게다가 비타민D는 장내의 염증 상황에도 영향을 받기 때문에 같은 용량을 복용해도 쓰일 데가 많아서 혈중 농도가 잘 올라가지 않는 경우도 있다. 한 가족이 같은 영양제를 복용하고 있는데 혈액검사에서 누구는 정상이고 누구는 부족한 경우가 흔히 있다.

펩신제제 등 소화효소를 처방받을 때도 검사를 통해 확인 후 결정해야 한다. 나이, 생활 개선의 노력, 컨디션에 따라 달라지기 때문이다. 소화효소제의 복용량은 식사량이 많으면 늘려야 할 수 있다. 변에 음식 찌꺼기가 나오는 경우는 섭취한 음식의 분해 흡수 과정에 문제가 있었음을 보여주는 것이기 때문에 소화효소제의 복용량을 늘려야 한다.

장내균총을 최고로
만들어야 하는 이유

이스라엘의 와이즈만 연구소에서는 우리 몸의 세균 수를 모두 세어보는 시도를 했다. 그 결과 우리 몸에 자라는 세균의 숫자는 39조 개라는 것이 논문으로 발표됐다. 우리 몸을 구성하는 세포의 수보다 조금 더 많은 수의 세균이 우리 몸에 살고 있다는 것이다. 위장, 소장, 대장에 적절한 균이 밸런스 있게 자리잡는 것이 건강을 위해 가장 좋은 환경이다.

태아는 엄마 몸에서 자랄 때 외부와 철저하게 분리된 무균 상태에서 탯줄을 통해 영양을 공급받는다. 아기가 세상 밖으로 나올 때 가장 먼저 접하게 되는 환경은 공기가 아니라 엄마의 질 내에 있던 세균들이다. 질과 그 주변, 항문 주위에 있는 균이 아기의 입을 통해서 처음으로 들어온다. 그래서 엄마의 장 건강은 아기에게 가장 큰 영향을 미친다. 산모가 임신했을 때 어떤 음식을 먹고 어떤 장내 환경을 가지느냐에 따라 아기가 평생 가지게 되는 장 건강에 중요한 결정인자가 된다. 태어날 때부터 우리는 뱃속에서 공생하는 유익균이 잘 먹고 잘 살게 해야 곧 우리의 건강을 위한 것이 된다고 할 수 있다.

유익균 vs 중간균 vs 유해균

우리 몸에는 유익균과 유해균이 살고 있으며, 그 외에는 60~65%로 대다수 비중을 차지하는 중간균(해바라기균)이 있다.

유익균은 장내에서 유익한 역할을 하는 세균이다. 유익균은 장내 환경을 산성으로 만들어서 유해균의 성장과 활동을 억제한다. 또 장운동을 촉진시켜 배변을 원활하게 한다. 유익균이 림프 조직에 관여하면 T림프구, 호중구 등을 활성화시켜 면역력을 증가시킨다.

유해균은 클로스트리듐(Clostridium), 대장균 등이 대표적이다. 장내 환경을 악화시키는데, 암모니아, 유화수소, 과산화지질 같은 독소를 생성하고 노폐물을 증가시키며 변비, 설사, 성인병 등을 야기한다. 림프 조직에 관여해 독소를 생성하고 면역 기능을 떨어뜨린다.

재미있는 건 중간균인데, 장내 조건에 따라 자신의 입장을 바꿔 버리는 특징이 있다. 장내에 유익균이 많으면 중간균은 유익균 역할을 하며, 장내에 유해균이 많으면 중간균은 유해균 역할을 한다. 따라서 장내 유익균을 늘려서 중간균을 우리 편으로 바꾸는 전략을 세워야 한다. 흔히 '프로바이오틱스'라고 부르는 균들은 먹을 수 있는 유익균인데, 대표적인 프로바이오틱스가 락토바실러스와 비피도박테리움이다.

락토바실러스는 유제품, 발효 식품에 많다. 소장에서 주로 활동하는데, 면역력을 높이고 장 점막에 부착하여 장 질환을 유발하는 유해균 증식을 억제한다. 콜레스테롤을 낮추는 성분을 분비하고 과민성장증후군에 의한 복통을 감소시킨다. 비타민B군을 합성하고, 면역 조절, 유당불내증 개선에 관여한다.

비피도박테리움은 대장에서 주로 활동하며, 설사, 변비를 개선하고 알레르기 완화, 노화방지 등의 다양한 역할을 한다. 혈중 콜레스테롤 농도 저하에 효과적이다. 백혈구 증식 촉진, 비타민B군 생성, 로타바이러스 감염에 의한 어린이 설사에 관여해 도움을 준다.

대표적인 유해균인 클로스트리듐은 독소와 노폐물 생성에 관여하는데, 고지방, 고탄수화물 식단을 하는 경우에 많이 발견된다. 장 질환, 아토피, 자폐증 등의 질병과 관련돼 있는 것이 증명되었다.

유산균 vs 프로바이오틱스 vs 마이크로바이옴

프로바이오틱스는 라틴어로 'for life'라는 뜻이다. WHO(세계보건기구)에서는 적당량을 섭취했을 때 인체에 이로움을 주는 살아 있는 세균을 총칭한다고 정의했다. 유산균은 대부분 박테리아인데, 프로바이오틱스는 이로움을 주는 곰팡이류도 포함한다. 맥주,

와인, 김치, 사우어크라우트, 요구르트, 올리브, 치즈, 템페, 청국장 등에 포함된 발효를 통해 일어나는 모든 좋은 균들이다. 독성이 없고 비병원성이어야 하며, 먹어서 우리에게 도움을 주는 살아 있는 생균을 모두 프로바이오틱스라고 한다.

그러면 유산균과 프로바이오틱스는 무슨 차이가 있을까? 우리가 먹을 수 있는 좋은 균은 프로바이오틱스이고, 그중에 유산균이 포함된다. 유산균은 탄수화물을 대사시켜 최종신물로 젖산을 만들어내는 그램양성균의 총칭이다. 소장에서는 대부분의 경우 산소가 부족한데, 그런 상태에서는 젖산(유산, lactic acid)이 많이 생성된다. 그 과정을 만들어내는 막대기 모양의 균을 총칭하는 것이 유산균이다. 우리가 섭취하는 대부분의 유산균에는 'Lactobacillus ○○'의 형식으로 표기된 것을 볼 수 있다. 락토바실리(Lactobacilli)류는 발효된 야채나 유제품, 사람의 위장관과 질 등에서 발견된다. 아기가 태어날 때 엄마의 질에서 첫 번째로 만나는 균들이 바로 이것이다.

최근에는 '마이크로바이옴(Microbiome)'이라는 용어도 많이 이야기한다. 인간의 몸에 서식하며 공생관계를 가지는 미생물을 마이크로바이오타(Microbiota)라고 하는데, 해로운 균도 있고 이로운 균도 있다. 마이크로바이옴은 그들이 가지고 있는 유전정보 전체를 말한다. 마이크로바이오타 중에는 나쁜 균인 병균도 있고 정상 상재균도 있다. 정상적으로 서식하지만 득도 주지 않고 해도 주지 않는 미생물이다. 그리고 나에게 이익을 주는 유익균이 있고, 그중에 유산균이 있는 것이다.

나이에 따른 장내균총의 변화

비만, 우울, 염증 등 각종 질환에 영향을 주는 장내균총은 연령에 따라 변화를 보인다. 영유아기에는 유익균인 락토바실러스, 비피도박테리움의 군집이 증가한다. 그러다가 나이가 들면 장내 균수가 줄어들 뿐 아니라 균총의 변화도 일어난다. 상대적으로 항생제 노출이 많아지고 다양한 질환의 발병률이 높아지면서 장내 미생물 구성이 달라지는 것이다. 식습관, 체중, 환경에 의해 달라지며, 어릴 때 가장 많이 있었던 비피더스균(유익균)은 숫자가 줄어들고, 중간균으로 알려진 박테로이데스(Bacteroides)와 유해균인 클로스트리듐이 차지하는 비중이 커진다. 장내균총 중에서 좋은 유익균을 많이 가지는 것 또한 젊음의 또 다른 상징이 될 수 있다.

영양 상태, 비만, 노화 등은 균종에 변화를 주는 요인들이다. 장내균총의 노화가 상대적으로 심한 사람은 살아가면서 항생제 노출이 많았던 사람, 식습관이 좋지 못해 유익균을 키우지 못했던 사람이다. 그래서 항생제를 너무 일찍 사용하거나 오래 사용하는 것은 주의할 사안이다. 항생제의 오남용은 가능한 줄여야 한다.

내 몸에 있는 균들과 사이좋게 지내는 것이 나의 건강을 위한 것이기 때문에 균들이 자라는 환경에 대해 알아두는 것은 중요하다. ph 2~4인 강산성 환경의 위장에서는 락토바실러스, 스트렙토코커스, 헬리코박터 파이로리 등이 잘 자란다. 담즙이 섞여서 산도가 희석되어 ph 6~7인 소장 상단부에는 락토바실러스, 스트렙토코커스 등이 잘 자라고, ph 7.5 정도인 소장 하단부에는 락토바실러스,

스트렙토코커스, 클로스트리듐 등이 자란다. 점점 더 알칼리성을 띠어 ph 6.8~7.3인 대장에는 비피도박테리움, 박테로이데스, 클로스트리듐, 엔테로박테리아(Enterobacteriaceae) 등이 분포해 있다.

이처럼 위장, 소장, 대장에서 자라는 균이 다르다. 위장에 가까울수록 공기와 접촉이 더 많아서 산소를 좋아하는 균이 자라며, 대장으로 내려올수록 산소의 공급이 줄어드는 환경에 맞는 균들이 자라난다. 우리가 흔히 먹는 프로바이오틱스에 많이 사용되는 유산균은 소장에서 많이 자라는 락토바실러스 계열과 대장에서 많이 자라는 비피도박테리움이 많다.

유산균을 고를 때 균이 적으면 문제가 된다고 생각하는 사람이 많은데, 균이 많다고 무조건 좋은 것은 아니다. 저위산증과 장누수증후군이 있으면 소장 내에서 세균이 과다증식한다. 소장 내에서 밀리리터당 10^3 이상 박테리아가 자라는 것을 소장내 세균과다증식증(SIBO)이라고 한다. 이렇게 소장 내에서 균이 과증식하면 영양분의 흡수가 원활하게 잘 일어나지 않기 때문에 철분 흡수장애로 빈혈이 나타나기도 하고, 칼슘의 흡수가 원활하지 않아서 뼈가 약해지는 골감소증도 흔히 일어난다. 관절염, 신경계 질환 등 염증성 질환의 가장 많은 원인도 소장내 세균과다증식증이다.

소장 내 염증이 있으면 대장 내에도 염증이 생기는데, 그러면 비타민D의 농도가 굉장히 떨어진다. 칼슘 부족, 비타민D 부족은 골감소증을 더 잘 일으키게 된다.

좋은 유산균 잘 골라
잘 먹는 법

모든 질병은 장에서 시작된다는 말이 있다. 장은 최대의 면역기관이며, 병원균의 침입을 막는 중요한 역할을 한다. 장내에는 체내 면역세포의 70%가 집중돼 있으며, 행복감을 조절하는 세로토닌의 90%가 생성된다.

장 건강은 장내 미생물의 균형과 밀접한 관련이 있다. 장내세균의 주요 기능은 음식물을 분해하고 비타민, 효소 등을 만들어내는 것이다. 인체의 몸무게 중 1~2kg은 장 안에 있는 세균의 무게라고 하는데, 우리가 배설을 하면 변 1g당 1천억 개 정도의 균을 발견할 수 있다고 한다. 건강한 장에는 유익균의 숫자가 유해균의 숫자보다 많다. 그래서 장내 미생물의 분석과 관리는 중요하다. 현대인의 질병은 장내에 유해세균이 필요 이상으로 많아졌기 때문이라고 해도 과언이 아니다.

좋은 프로바이오틱스 고르는 법

장내 유해세균이 너무 많은 경우에는 프로바이오틱스를 먹어도 효과가 없는 경우가 있다. 그럴 때는 제균치료를 한 후에 프로바이오틱스를 복용해야 한다. 그리고 좋은 프로바이오틱스를 고르고 싶다면 다음 5가지 기준을 기억하면 된다.

첫째, 균의 종류를 확인한다. 우리 병원에서도 다양한 유산균을 구비하고 있는데, 그 이유는 유산균 균종에 따라서 그 균이 나타내는 여러 가지 다양한 치료 효과가 있기 때문이다. 환자에 따라 자신에게 필요한 것은 무엇인지, 어떤 균종 위주로 섭취해야 하는지 찾아보고 결정해야 한다.

둘째, 프로바이오틱스에 들어가는 원료균의 제조사를 살펴본다. 다농(Danone), 한센(Hansen), 로셀(Rosell) 같은 기업들은 오랜 시간 연구개발을 거쳐서 검증된 균주를 가지고 있다. 같은 락토바실러스라도 검증된 균주를 사용한 프로바이오틱스 제제를 먹는 것이 그 균의 효과를 더 누릴 수 있는 방법이다.

셋째, 보장균수를 확인한다. 그 제품이 들어가 있는 균수가 아니라 그것이 소장과 대장까지 도달하는 균수를 확인하는 것이다. 우리가 먹는 프로바이오틱스는 몸속으로 들어가 위산과 담즙산에서 살아남아 장까지 도달해야 장에서 증식하고 정착해 좋은 영향을 줄 수 있다. 얼마나 많이 장까지 도달하는지 각 제품에 보장균수를 따로 표기하도록 돼 있으므로, 이것을 꼭 확인해봐야 한다.

넷째, 균종의 배합비율을 확인한다. 락토바실러스에도 아주 다양한 균주들이 있다. 이런 각각의 균들이 어떤 비율로 배합되어 있느냐에 따라서 그 균이 나타내는 기능에 차이가 날 수 있다. 마치 아이들이 학교에서 서로 친구들의 영향을 받는 것과 같다. 어떤 균과 배합되느냐에 따라 똑같은 균이라도 시너지가 상승할 수도 있고 그 균의 기능이 떨어질 수도 있다.

다섯째, 포장 상태를 확인한다. 일반적으로 동결건조된 분말 형태가 많은데, 이것은 습도나 온도에 매우 민감하다. 균주마다 다르긴 하지만 냉장보관을 하는 제품과 한 번 먹을 용량으로 단일포장된 제품이 좋다. 요즘은 제조기술이 많이 발전되어 제품마다 조건이 다르긴 하지만, 아무래도 일회용 포장이면 프로바이오틱스가 오래 살아남을 가능성이 크다.

유산균 복용, 언제 먹어야 할까

프로바이오틱스는 위산에 약하기 때문에 우리 몸에서 위산이 적게 나오는 시간에 먹어야 한다. 위산이 가장 적은 환경인 때는 식사 전 30분, 자기 전, 그리고 아침에 일어났을 때다.

아침에 일어나면 물을 한 잔 먹어서 남아 있는 위산을 희석시키고 나서 프로바이오틱스를 먹으면 된다. 식사하기 30분 전에 먹을 때도, 자기 전에 먹을 때도 마찬가지로 물을 한 잔 먹고 프로바이오틱스를 먹으면 된다. 자신이 잊지 않고 잘 챙겨먹을 수 있는 시간 중에 위산이 분비되지 않을 때를 택하면 된다.

유산균 제품에 있는 표기를 보고 균종의 종류가 굉장히 많은 것들을 보면 '이거 굉장히 좋은 거구나' 생각하는 환자들을 많이 봤다. 그런데 균종이 많다고 해서 꼭 좋은 것은 아니다. 그렇다고 많으면 나쁜 것도 아니다. 각 균주에 따라서 나타나는 특성도 다르고 효과도 다르기 때문에 일률적으로 비교하는 것은 무리가 있다. 또 이것들이 합쳐졌을 때 어떤 작용이 있을지 면밀히 생각해봐야 한다. 어떤 특정한 유산균을 너무 오랜 기간 장복하는 것도 좋은 방법은 아니다.

　가장 이상적인 장내 환경은 다양한 균종이 마치 숲처럼 사이좋게 균형을 잘 이루고 있는 것이다. 특정 제품을 먹었을 때 내 몸에 나타나는 반응을 잘 살펴봐야 한다. 그것이 중요한 잣대가 되기도 한다. 똑같은 제제를 먹었는데 누구는 변비가 생길 수도 있고 누구는 설사를 할 수도 있다. 누구는 배가 아플 수도 있고 누구는 가스가 생길 수도 있다. 그 사람이 원래 가지고 있는 장내균총이 다르기 때문에 생기는 반응이다.

이명 환자가 필수적으로
알아야 할 영양제

지금까지 임상 경험으로 누적된 바에 의하면 위와 장에서의 염증, 대사 기능의 이상, 부신·갑상선 등의 호르몬 기능 저하, 뇌 기능의 이상, 당독소와 산화독소 등을 이명의 원인으로 볼 수 있었다. 이들 각각의 요인에 대한 불균형의 정도는 사람마다 다른데, 이명 환자들을 진료하다가 알게 된 또 다른 사실은 대부분의 환자들에게 검사상 소화흡수 기능의 저하가 발견된다는 것이다. 게다가 정도의 차이는 있지만 부신 기능의 저하 역시 발견된다.

사람들은 흔히 영양제는 1일 섭취량에 맞춰서 먹으면 된다고 생각한다. 이명 환자들은 그저 면역력을 높이기 위한 목적 정도로만 영양제를 복용하기도 한다. 그러나 이명 환자들에게 진정 도움이 되는 영양제는 분명 따로 있다. 지금까지 설명한 이명의 원인이 되는 문제들을 해결하기 위한 비타민, 미네랄 등이 주축이 되어야 한다.

소화와 흡수 능력의 중요성

소화와 흡수 능력은 영양제를 챙겨먹기 전에 반드시 해결해야 할 문제다. 매일 먹는 음식의 영양소가 흡수되지 않고 오히려 간에서 해독해야 할 부담만 늘어나는 상황이 지속된다면 아무리 좋은 영양제를 챙겨먹는다고 해도 그 효과가 떨어질 수밖에 없다. 실제 검사를 해보면 소화흡수 능력이 떨어지는데도 불구하고 그 사실을 잘 모르고 있는 분들이 많다.

소화란 크게 두 가지로 나눌 수 있는데, 위와 장의 연동운동에 의해 음식물이 아래로 밀려 내려가는 작용과 소화효소에 의해 음식물이 분해된 후 흡수되는 작용이다. 연동운동이 잘 안 되는 경우 속이 더부룩하거나 트림이 나는 등의 증상이 있기 때문에 스스로 쉽게 느낄 수 있다. 그러나 음식물의 분해, 흡수 과정에 이상이 생길 경우에는 전신 증상으로 나타나기 때문에 그것이 소화장애로 인한 증상인지 감지하기가 힘들다.

효소라는 것은 생체 내에서 화학반응을 매개하는 촉매를 모두 아울러서 이르는 말이다. 산야초효소, 현미효소 등도 효소라고 표기되고 있지만, 위와 장의 소화 기능이 떨어지는 분들이 챙겨먹어야 할 효소는 위장에서 나오는 베타인과 펩신이라는 소화효소, 소장, 췌장, 담낭에서 분비되는 효소들이다. 똑같이 효소라고 표기되지만 실상 그 작용에는 차이가 있기 때문에 본인에게 맞는 소화효소를 찾기 위한 노력을 해야 한다.

부신 기능 강화를 위한 영양제

부신의 기능을 강화하기 위한 영양성분 중 대표적인 것은 비타민B군, 비타민C, 마그네슘과 코엔자임큐텐, 오메가3, 카르니틴 등을 들 수 있다. 식물성 아답토젠으로는 감초, 아슈와간다, 홍경천, 인삼, 가시오가피, 오미자 등이 있다.

감초는 코르티솔의 대사를 지연시켜 혈중 효과 발현시간을 유지시키고 세포막의 염증 유발 신호를 완화시킨다. 홍경천은 정신적 피로를 완화하며 항불안 효과가 있고, 인삼은 코르티솔 조절과 면역조절 기능이 있다. 부신은 콜레스테롤부터 코르티솔, DHEA, 성호르몬들을 합성하는 기능을 하는데, DHEA가 감소하거나 성호르몬의 불균형이 있을 경우 이를 교정하기 위한 보충제가 필요한 경우가 있다.

인삼, 감초, 홍경천 추출물과 아연 등이 함유된 이명 환자에게 특화된 영양제가 있으면 좋을 것이다. 부신 기능을 강화하는 영양제, 위산과 펩신 효소 보충제, 소장, 담낭, 췌장의 소화효소 보충제 등을 필요에 따라 함께 복용하면 좋다. 또한 부신호르몬의 기능은 갑상선호르몬의 기능과 밀접한 관련이 있으므로 타이로신을 보충해주는 것도 도움이 된다.

항산화 기능을 올리는 아연과 셀레늄

귀와 관련해 아연은 달팽이관의 생리 기능과 청각 시스템의 시냅스에서 작용한다. 그 점 때문에 아연의 복용을 통해 이명의 치료에 도움이 될 것이라는 생각으로 다양한 연구가 많이 진행되었다. 구리 아연 초과산화물 불균등화 효소(Cu/Zn SOD)는 달팽이관 내에 존재하면서 그 안에 발생한 활성산소를 빠르게 제거하여 달팽이관을 보호하고, 항산화, 항염증 작용을 한다.

아연은 구리와 서로 다른 성질을 가지면서 불가분의 관계가 있다. 몸 안에 아연이 적고 구리가 많으면 예민한 경향이 증가하므로 이명 환자에게 좋지 않다. 아연은 철분과 동시에 섭취하면 서로 흡수를 저해하기 때문에, 두 가지 모두 먹어야 한다면 시간을 두고 복용해야 한다.

항산화제로 이명 환자가 알아두면 좋을 영양소로는 갑상선호르몬의 작용에 도움을 주는 셀레늄도 있다. 갑상선기능저하증과 부신기능저하증은 공존하면서 증상도 비슷하다. 갑상선기능저하증을 치료하면 부신기능저하증도 개선되며, 부신기능저하증을 치료하면 갑상선기능저하증도 개선된다. 셀레늄은 세포막, DNA, 단백질, 세포 기능을 손상시키는 활성산소를 제거하고 강력한 항산화 성분인 글루타치온을 활성화시킨다.

혈액순환, 항염증, 뇌 기능에 두루 좋은 비타민D

이명 환자에게 비타민D의 효능은 3가지 중요한 작용으로 정리할 수 있는데, 첫째 칼슘의 대사에 작용한다. 칼슘은 뼈를 단단하게 하고, 심장 박동을 유지하는 데도 작용한다. 이런 칼슘의 대사에 문제가 생기면 뼈에 있어야 하는 칼슘이 빠져나와 몸 안을 돌아다니면서 조직을 석회화시키는 경우가 흔히 있다. 뼈를 떠난 칼슘은 혈관 벽을 딱딱하게 하는 동맥경화의 원인이 되기도 하고 근육통을 일으키기도 한다. 이명 환자들은 귀로 통하는 혈액 순환이 좋아져야 하는데, 칼슘의 대사에 문제가 있으면 혈관이 딱딱해져서 이명에 악영향을 끼치는 경우가 많다.

비타민D는 혈중 농도 검사를 한 후에 보충제의 용량을 정해야한다. 이명 환자에게는 비타민D의 농도를 70~80ng/ml으로 유지하기를 권한다. 30ng/ml이 넘으면 정상 범위이지만 칼슘 대사가잘 되도록 도와주기 위해서다. 또 사람마다 흡수율이 다르기 때문에 복용을 시작한 후에도 정기적으로 검사를 통해 자신의 혈중 농도를 체크하는 것이 좋다.

비타민D 제제를 고를 때는 비타민K2가 같이 들어 있는 것을 선택하는 것이 좋다. 같은 지용성 비타민이라서 그렇기도 하지만, 골밀도뿐만 아니라 골강도도 높일 수 있고 혈관성 질환의 예방에도비타민K2가 같이 작용한다.

둘째, 비타민D는 대사성 질환을 개선하는 데 작용한다. 인슐린민감도를 높여주기 때문에 인슐린이 조금만 나와도 혈당이 쉽게떨어지는 효과를 볼 수 있다. 혈당과 중성지방을 잘 유지하는 데 도움이 되기 때문에 이명 환자는 비타민D 농도를 높일 필요가 있다.

셋째, 비타민D는 장내 환경을 개선하는 효과도 있다. 비타민D

가 대장암을 예방하는 효과가 있다는 많은 논문들이 발표됐는데, 비타민D의 혈중 농도를 높이면 에너지 공급도 원활해지고 여러 가지 염증성 질환을 예방하는 효과가 있다.

이밖에도 비타민D는 뇌 신경세포를 보호하고 뇌를 편안하게 하는 기능이 있다. 특이할 점은 비타민D가 활성화되는 데는 마그네슘이 필요하기 때문에 두 가지를 한 번에 먹으면 상호보완 작용을 해 효과가 좋다는 것이다. 반면 카페인은 비타민D의 체내 흡수를 방해하기 때문에 좋지 않고, 이뇨제 등을 먹고 있다면 의사에게 반드시 알려야 한다.

호모시스테인을 낮추는 비타민B군

이명 환자는 호모시스테인(homocysteine)이 높은 경우가 많다. 이것은 혈관 내부에서 혈전을 증가시키고 손상을 초래하여 동맥경화를 유도하며 심혈관 질환, 뇌혈관 질환, 말초혈관 질환의 독립적인 위험인자가 된다. 비타민B군은 이런 호모시스테인을 줄여주고 염증을 개선시킨다. 비타민B군은 우울증, 무기력증, 피로감 개선에 도움을 준다. 특히 비타민B6가 없으면 세로토닌, 가바 등 신경전달물질이 생성될 수 없다.

비타민B군은 복합적으로 잘 섭취하는 것이 좋은데, 영양제를 고를 때는 활성형인지 확인하는 것이 좋다. 음식물이 에너지로 전환되기 위해 필요한 영양소이기 때문에 아침에 먹으면 좋다. 반면 잠자기 전에 먹으면 수면을 방해할 수 있다.

같이 먹으면 좋은 영양제는 오메가3 지방산과 마그네슘이 있다. 이명 환자들은 불안장애, 우울증과 함께 수면장애에 시달리는 경우가 많다. 마그네슘은 수면을 깊고 쉽게 하며 몸을 이완하는 데 도움이 된다. 마그네슘과 비타민B가 든 음식을 하루 한 번 챙겨먹으면 교감신경을 안정화하는 효과를 볼 수 있다. 비타민B는 마그네슘을 가장 필요한 세포로 전달해 효율적으로 사용되도록 한다.

마그네슘은 뇌를 건강하고 활동적으로 유지하는 데 필요한 영양소다. 눈 밑이 떨릴 때 시금치를 먹으라는 말을 들어본 사람이 많을 것이다. 마그네슘 결핍이 있으면 근육이 저리거나 경련이 생기기 때문이다. 마그네슘은 세포막을 안정시키고 신경의 자극을 전달하며 지방, 단백질 등을 합성하는 데 관여한다. 부족하면 뼈가 약해질 수 있으며, 우울증, 생리전증후군이 올 수 있다. 주의할 점으로는 카페인, 알코올 등 이뇨 작용이 있는 음식은 함께 먹으면 안 된다는 것이다.

영양제 고를 때
꼭 알아야 할 6가지

사람들의 건강에 대한 관심이 늘어나는 만큼 시중에 건강기능식품이나 영양제의 종류도 많아졌다. 그래서 환자들은 어느 것이 좋은 것일지, 자신에게 맞는 것일지 더욱 어려워한다. 건강기능식품이나 영양제를 선택할 때는 우선 라벨을 보고 성분표를 잘 살펴봐야 한다. 포장에 있는 성분과 함량을 꼼꼼히 읽고 첨가 부성분이 적고 기본 성분에 충실한 것을 골라야 한다. 식물추출물, 농축액 등이 원재료나 함량에 표기되어 있다고 해도 영양·기능정보에 없는 성분이라면 건강기능식품의 원료로서 허가된 것이 아닐 수도 있다. 광고성 메시지와 실제 성분, 함량, 효능은 기대와 다를 수도 있으므로 주의해야 한다. 다음 6가지는 꼭 생각하며 살펴보기 바란다.

① 성분표만으로 모든 걸 다 알 수 없다

제품 표기에 영양소의 종류와 함량이 한가득 적혀 있다고 해서 현혹되면 안 된다. 종류가 많고 함량이 높다고 해서 좋은 것은 절대 아니다. 중요한 것은 제품의 질인데, 동일 종류와 동일 함량이 적혀 있다고 해서 동일한 질이 보장되는 것은 아니다. 무엇을 재료로 어떤 과정을 통해 만들었는지에 따라 품질이 달라지기 때문이다.

영양제를 만드는 회사는 이름만 대면 알 만한 대기업 제약회사만 있는 것이 아니라 영세한 곳도 많다. 라벨만 봐선 객관적 품질을 가늠하기 힘들 수 있다. 메이커가 오랜 역사를 지녔고 객관적인 평가를 거쳤거나 신뢰할 수 있는 전문가가 자신의 이름을 걸고 추천한 것인지 확인해본다.

② 인터넷과 미디어에 속지 마라

사람들은 영양제에 대한 정보를 얻을 때 가장 먼저 인터넷 검색을 할 것이다. 상위에 노출되는 영양제의 종류를 가만히 살펴보면 언론에 의해 유행을 타는 것임을 알 수 있다. 최근 몇 년간 유산균, 크릴오일, 루테인, 콜라겐 등이 유행했고, 실제로 내원하는 환자들에게 먹고 있는 영양제가 무엇인지 물어보면 언론에 많이 노출되는 영양제들 위주로 챙겨먹는 환자들이 많았다.

많은 건강 관련 방송 프로그램에서는 특정 성분의 영양소가 약방의 감초처럼 등장한다. 대개 무엇이 어디에 좋다는 식이다. 메이

커플이 제작사에 협찬하고 그 결과 그 회사 제품의 성분이 좋다는 내용을 프로그램에 담는다. 정신차리지 않으면 TV에 나오는 영양제들이 어느 새 우리 집에 가득 쌓이고 있는 것을 보게 될 것이다.

③ 천연성분이라고 맹신하지 마라

합성비타민은 해롭고 천연비타민은 좋다는 믿음은 알게 모르게 우리 가운데에 있다. 천연비타민제 예찬론자들은 천연의 재료를 사용했으니 적은 양으로도 많은 효과를 낼 수 있다고 말하거나, 이산화규소, 스테아린산 마그네슘 등 알약을 만들 때 모양 유지를 위해 들어가는 부형제를 공공의 적으로 만들어 몸에 해롭다고 말한다.

하지만 효과를 내기 위해서는 '영양소가 적정량이냐'가 '재료가 천연이냐'보다 더 중요한 이슈다. 천연의 재료를 사용한 영양제로 필요량을 채우기 위해서는 섭취량을 늘려야 하기 때문에 영양소뿐만 아니라 고형제, 착색제, 부형제 등을 추가로 복용하게 된다. 따라서 실제 가져갈 이득은 그리 크지 않다는 것을 알 수 있다.

물론 일부 프리미엄 제품의 경우 부형제를 전혀 사용하지 않고 만드는 것도 가능하긴 하다. 그러나 이렇게 되면 제조비용 증가가 가격 상승으로 이어져 결국 모두 소비자 부담이 된다.

④ 영양성분의 개별 함량을 확인하라

예를 들어 비타민B 제품을 먹는다고 할 때, 똑같이 비타민B 영양소라고 해도 영양제별로 함량이 다르다. 의외로 이 점을 간과하는 분들이 있다. 다음 두 가지 라벨에서 비타민B2를 비교해보자. 첫 번째는 3정을 복용할 때 1.4mg, 두 번째는 1정을 복용할 때 100mg인 것을 확인할 수 있다. 1정으로 비교하면 거의 214배 가까운 차이가 난다. 물론 함량이 높은 것이 무조건 나에게 맞는 것은 아닐 수도 있지만, 함량 확인은 필수다.

[1일 섭취량] 3정(2,400mg)
※1일 섭취량당 함량: 열량 5kcal, 탄수화물 1g(0%), 단백질 1g미만(1%),
지방 0g(0%), 나트륨 0mg(0%), 비타민 B, 1.31mg(109%), 비타민B2 1.4mg(100%),
비타민B6 2.45mg(163%), 나이아신 15.33mg NE(102%), 판토텐산 6.13mg(123%),
비오틴 131μg(437%), 엽산 525μg(131%), 셀렌 113μg(205%), 아연 8.76mg(103%),
망간 8.76mg(292%)
※( )안의 수치는 1일 영양성분기준치에 대한 비율임

성분   1일 1회, 1회 1정 식후 복용

벤포티아민 B1 ·············· 96mg	비스벤티아민 B1 ············· 5mg	리보플라빈 B2 ·········· 100mg
니코틴산아미드 B ······· 310mg	판토텐산 B5 ·············· 100mg	피리독신 B6 ············· 100mg
폴산 B9 ························· 0.4mg	시아노코발라민 B12 ···· 500μg	비오틴 ························· 0.1mg
비타민 D ················· 1,000IU		

비타민B군의 경우에는 비타민B1(티아민), 비타민B2(리보플라빈), 비타민B6(피리독신), 비타민B9(엽산), 비타민B12(코발아민) 등 5가지는 꼭 들어 있는지 확인하기 바란다.

비타민A의 경우에는 흡연자라면 1일 권장량의 절반 내외로 들

어 있는 것을 골라야 한다. 과도한 양을 섭취할 경우 흡연자에게 폐암을 유발할 위험이 있기 때문이다.

지용성인 비타민D와 함께 복용할 때 흡수가 좋아지는 오메가3를 점검해보자. 오메가3는 세포막을 형성하는 필수 요소이며, 염증을 막고 혈압을 낮추고 심장 질환을 개선한다. 이 오메가3를 고를 때는 유난히 확인해야 할 요소가 많다. 첫째, 1알당 EPA와 DHA의 용량 합을 확인해야 한다. 합해서 900~2000mg 정도면 적당하다. 대형 물고기보다는 소형 물고기에서 추출한 오메가3일 때 납, 수은, 카드뮴 등의 중금속을 적게 함유했을 가능성이 높기 때문에 멸치, 정어리, 고등어 등 소형 어종에서 추출한 오메가3를 찾는 것이 좋다.

또한 어떤 방식으로 캡슐에 담겼는지 확인해야 한다. 캡슐에 담는 방식에 따라 약의 효율이 다르게 발휘될 수 있다. 이전에는 캡슐들이 30% 정도만 오메가3를 함유하고 있었다면, 요즘은 발전을 거듭해 담을 수 있는 함량이 높아졌다. 마지막으로 신선도 체크도 잊지 않아야 한다. 신선도는 야채를 고를 때만 중요한 것이 아니라 오메가3를 고를 때도 매우 중요한 요소 중 하나다. 산패되었다면 안 먹는 것보다 못한 일이 된다.

⑤ 1회 제공량과 1알의 함량은 다르다

사례의 성분표를 보면 마그네슘(Mg)의 하루 영양소 함량이

성분 함량표

영양성분 정보		
1회 제공량: 4정		
용기당 제공 횟수: 62		
	1회 제공 량당	%하루 영양소 기준치
마그네슘(마그네슘 글리시네이트 킬레이트, 산화 마그네슘)	400mg	95%
DV = 하루 영양소 기준치		

400mg으로 나쁘지 않아 보인다. 그러나 위쪽을 보면 1회 제공량이 4정이라는 부분을 간과하면 안 된다. 4알을 먹어야 400mg이라는 뜻이다. 먹어야 할 영양제가 여러 가지인 경우가 많을 텐데 한 종류의 영양제만으로도 배가 부를 지경이라면 하루 용량을 다 채우기에는 너무 부담스러운 개수다.

하루에 몇 알을 먹어야 하는 것인지, 그리고 한 알당 함량이 어느 정도인지는 꼭 따져봐야 할 사항이다.

⑥ 총 함량에 속지 말자

다음 사례의 오메가3 성분표를 보면 1회 제공량이 1,000mg으로 전체 함량을 보면 나쁘지 않다. 이 총량에 속지 말고 핵심 성분 함량을 자세히 살펴야 한다. 오메가3의 핵심 성분인 EPA, DHA를 살펴보면 EPA가 180mg, DHA가 120mg밖에 안 된다. 핵심 성분

성분 함량표

영양성분 정보		
1회 제공량: 소프트젤 1정		
	1회 제공 량당	%하루 영양소 기준치
칼로리	10	
총지방	1g	2% ↑
포화 지방	0g	0% ↑
트랜스 지방	0mg	
천연 해양 지질 농축물(EPA[에어코사펜타엔산] 180mg 및 DHA [도코사핵사엔산] 120mg 제공)	1,000mg	*
↑%하루 영양소 기준치는 2,000칼로리 식단 기준입니다. *하루 영양소 기준치가 설정되지 않았습니다.		

총합은 300mg밖에 안 되고, 대부분은 부형제 성분이라는 이야기다. 이렇듯 전체 함량에 혹하지 말고, 핵심 성분의 양이 얼마만큼 들어 있는지 꼭 따져봐야 한다. 간혹 핵심 성분을 %로 표시하는 경우도 있는데, 실제 함량은 계산해보면 된다.

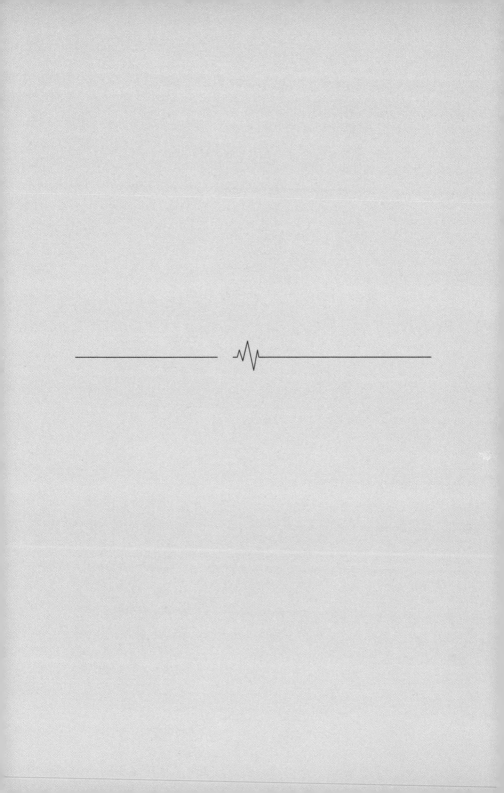

이명을
이겨내는
릴랙스 건강법

생활 리듬을 지키면
꿀잠 잘 수 있다

임상 경험에 의하면 이명 환자의 대부분이 밤에 잠자리에 누웠을 때 쉽게 잠들지 못하고 깊게 자지 못한다. 잠을 잔다는 것은 하루 동안 쌓였던 피로를 회복하고 염증을 치료하며 뇌로 들어온 정보를 재편하는 중요한 시간이다. 지속적으로 수면 시간이 평소의 반으로 줄었다면 일주일 후에는 하룻밤을 꼬박 샌 것과 같은 수준으로 일의 능률이 떨어진다고 한다. 평소보다 수면을 2시간 적게 잤다고 하면 맥주 한 컵을 마신 경우와 동등하게 뇌의 기능이 떨어진다는 연구 보고도 있다. 면역력과 뇌의 기능을 높이기 위해서는 깊게 푹 잘 수 있는 시간을 확보하는 것이 매우 중요하다.

우리의 몸은 서카디안 리듬(circadian rhythm)이라는 주기성을 가진 일주기 리듬을 가지고 있다. 햇빛과 같은 외부 신호가 화학물질을 주기적으로 방출시키거나 중지시킬 시기를 알려주어 수면 일정을 관리하는 것이다. 이 과정에서 관여하는 화학물질이 멜라토닌이라는 호르몬으로 밤이 되면 우리를 졸리게 만든다.

낮에는 교감신경, 저녁에는 부교감신경

자율신경은 우리 몸의 환경을 일정하게 유지하는 역할을 한다. 그중 교감신경은 활동과 관련이 있고, 부교감신경은 휴식과 관련이 있다. 잠들기 전에도 교감신경이 긴장한 상태에 있다면 깊은 잠을 이루지 못할 것이다. 스트레스를 받을 때 교감신경은 긴장하는데, 이명 환자 중에는 무슨 일이든 완벽하게 해야 한다고 생각하는 사람이 많아서 그만큼 스트레스도 많고 불면인 경우도 많다. 80% 성취만 해도 스스로 칭찬해주는 습관을 가지기 바란다.

쉽게 잠들고 깊게 잠들기 위해서는 일정한 루틴(routine)이 도움이 될 것이다. 매일 아침 같은 시각에 일어나고, 밤에도 일정한 시각에 규칙적으로 취침하는데, 아무리 늦더라도 0시 이전에 자는 것을 원칙으로 한다. 직장인들 중에는 휴일에 몰아서 잠을 자는 사람도 있는데, 평일 수면 시간과 2시간 이상 차이가 나지 않도록 한다. 주중에 열심히 쌓아놨던 수면 리듬이 흐트러질 수 있다.

취침 전 수면을 위한 조치들은 교감신경을 진정시키고 부교감신경을 활성화시키는 것이 포인트다. 간단한 스트레칭으로 긴장을 풀면 수면에 도움이 될 수 있다. 미지근한 탕에 몸을 담그거나 족욕을 하는 것도 긴장을 풀어주어 수면에 좋은데, 체온을 올리므로 취침 2시간 전까지 끝마치는 것이 좋다. 반면 격렬한 운동은 교감신경을 흥분시켜 신체가 전반적으로 흥분 상태가 되기 때문에 숙면에는 도움이 안 된다. 어쩔 수 없이 퇴근 후 저녁에만 운동할 수 있다면 30분 안에 취침 2시간 전까지는 끝마치는 걸로 한다.

가벼운 술이 수면에 도움이 된다고 생각해서 잠들기 위한 목적으로 술을 마시는 사람이 있다. 그러나 알코올은 잠이 드는 데는 도움이 될지 몰라도 깊은 수면을 취할 수가 없다. 음식과 관련해서는 이외에도 이뇨 작용을 촉진하는 오이, 수박, 배, 커피는 저녁에 좋지 않다. 달고 짜고 매운 자극을 주는 디저트나 야식도 수면에는 좋지 않다. 마그네슘이 부족하면 수면의 질이 나빠질 수 있으므로, 녹황색 채소, 견과류, 해조류, 바나나 등을 먹으면 좋다.

아침에는 세로토닌, 밤에는 멜라토닌

수면 촉진 호르몬인 멜라토닌은 아미노산인 트립토판이 세로토닌이 되고 다시 멜라토닌으로 변환되는 과정을 통해 생성된다. 멜라토닌의 생산을 방해하는 것으로는 알코올, 카페인, 담배, 아스피린, 혈압약, 소염진통제, 진정제 등이 있다.

멜라토닌이 잘 만들어지려면 우선은 세로토닌이 잘 만들어져야 하는데, 세로토닌은 뇌의 시상하부 중추에 존재하지만 대부분이 장에서 만들어진다. 그래서 기본적으로 장 건강에 부담을 주는 음식은 좋지 않다. 자기 전에 너무 무거운 걸 먹으면 속이 더부룩해서 깊게 자지 못한다. 먹는 것이든 운동이든 몸에 자극을 주는 상황을 만드는 것은 숙면에 적합하지 않다.

수면을 위한 조치의 또 한 가지 포인트는 빛 자극을 조절하는 것이다. 아침에는 어두운 방안에서 이불을 덮고 누워 있는 것이 아니라 베란다나 거실로 나가 햇빛을 받아야 그날 밤 깊은 수면의 밑거름이 된다. 빛 자극은 세로토닌 변환 과정의 촉매제가 되므로, 점심식사 후 좋아하는 사람들과 함께 햇빛을 쐬며 가볍게 산책하는 습관을 들일 것을 권한다. 야외활동은 하루에 15~30분 정도로도 충분하다.

취침 전에는 집안 조명도 밝은 형광등은 끄고 간접조명을 켜서 어둡게 만든다. 침대에 누워 스마트폰을 들여다보지 않도록 스마트폰을 침실에 들고 가지 않고 거실에 두는 것을 원칙으로 한다.

침실은 쾌적하게 잠만 자는 곳으로 꾸며야 한다. 침상에서 일을 하거나 독서를 하는 경우도 있는데, 끝마치지 못한 일이 있다면 다시 거실로 나가서 한다. 우리의 뇌가 침실은 잠만 자는 곳으로 인식해 침대에 눕기만 하면 바로 잠들 수 있게 하는 것이다. 잠자리에 누웠는데 15분 이상 잠이 들지 않는다면 거실로 나와서 활동을 하다가 졸릴 때 침실로 간다.

부신 기능을 올리는
에너지업 생활습관

극심한 스트레스 상황을 겪은 후에 이명이 들리기 시작했다는 환자들이 많다. 스트레스에 제대로 대응하지 못하고 화를 잘 내고 쉽게 지치는 상태라면 부신 기능이 떨어져 있는 사람일 것이다. 이럴 때는 라이프 스타일을 바꿔 부신 기능을 올려야 한다. 여러 번 강조하지만, 환자들에게 가장 효과적인 것은 좋은 것 10가지를 하는 것보다 나쁜 것 1가지를 안 하는 것이다. 부신피로가 심한 사람은 자신을 힘들게 하는 것을 안 하는 것이 회복을 위한 원칙이다.

습관을 바꾼다는 것은 상당히 어려운 일이다. 거창한 것보다는 하기 쉽고 할 수 있는 것부터 하나씩 해나가면 된다. 핵심은 에너지를 소진시키는 일을 안 하는 것이다. 부신 기능이 떨어진 사람은 대부분 오전에 피로하기 때문에 늦게 일어나고 늦게 자는 라이프 스타일이 될 수 있다. 이것을 반드시 개선해야 하며, 적어도 아침 10시 전에는 일어나서 아침 식사를 해야 한다. 에너지가 부족한 몸이 쉴 시간을 주기 위해 매일 30분~2시간 동안 아무것도 안 하는 휴식 시간을 가지면 좋다.

부신 기능이 떨어지면 에너지를 보충해주는 도움이 적어지기 때문에 음식은 적은 양을 자주 먹는 것이 훨씬 유리하다. 자주 지치기 쉽고, 자주 혈당이 떨어지는 순간이 오기 때문에 간헐적 단식, 1일 1식 등의 다이어트는 맞지 않는다. 저혈당이 오면 엉덩이나 허벅지 근육을 녹여서 에너지원으로 쓰기 때문에 근손실이 일어나기도 쉽다.

피해야 할 것은 스트레스, 단것, 인스턴트

부신피로 환자는 스트레스를 주는 다양한 요소들을 피해야 한다. 스트레스를 주는 요소란 나에게 스트레스 주는 사람, 스트레스를 주는 생각, 과잉으로 너무 일을 열심히 하는 것, 운동도 너무 열심히 하는 것 등이 모두 해당된다. 우리는 스트레스를 받으면 달거나 짜거나 매운 음식이 먹고 싶어진다. 외부의 위기 상황에 대응하기 위해서는 에너지가 필요하기 때문이다. 가장 쉽게 에너지를 낼 수 있는 에너지원은 탄수화물인데, 그중에서도 단당류가 빨리 혈당을 높이기 때문에 스트레스를 받거나 힘을 내야 하는 상황에서는 달달한 음료나 간식이 당기게 된다.

이명 환자는 우울증이 있는 경우도 많은데, 우울할 때도 단 음식이 당긴다. 우울하지 않게 해주는 세로토닌은 이름은 호르몬이지만 뇌에서 만들어지는 것이 아니라 대부분 장에서 만들어진다. 장이 건강한 사람은 덜 우울하다. 이 세로토닌을 만들 때는 탄수화물을 재료로 하기 때문에 우울할 때도 평소보다 많은 양의 세로토닌을 만들어내기 위해 단것이 당긴다.

그렇지만 스트레스가 많고 우울하다고 해서 단것을 마구 먹으면 당독소의 생성이 늘어난다. 무엇보다 인슐린 분비가 증가해 내장지방이 늘어나고 염증성 반응이 몸 여기저기 생겨서 결국 부신의 기능이 떨어져서 점점 더 피곤한 몸이 된다. 그래서 우울할수록 정신줄 꼭 붙잡고 야채와 식이섬유가 많이 함유된 음식을 먹어야 한다. 설탕, 알콜, 카페인 같은 음식들은 부신을 갉아먹기 때문에 피해야 한다. 정크푸드(junk food) 역시 마찬가지인데, 첨가물이 많은 인스턴트를 대사하고 배설시키는 데 부신 호르몬이 또 쓰이기 때문에 안 그래도 부족한 부신 호르몬의 소진을 가져올 수 있다.

누구나 운동을 열심히 할 필요는 없다

운동은 뇌의 시냅스를 강하게 만들어주는 물질인 BDNF(뇌유래 신경영양인자)를 증가시킬 수 있다. 화초가 시들하면 영양제를 주듯이 신경세포가 잘 자라 다른 세포로 정보를 잘 전달하도록 성장촉진제를 주는 효과와 같다. 인슐린저항성이나 내장지방이 있는 사람은 유산소운동을 통해 지방을 태우는 고강도 운동이 반드시 필요하다. 그러나 부신피로 환자는 이게 맞지 않는다. 부신피로가 있는 사람, 산화로 인한 통증이 있는 사람은 혈류를 좋게 해주는 스트레칭이나 기분을 좋게 하는 가벼운 산책 정도만 하는 것이 좋다.

진료실에서 흔히 환자들에게 듣는 이야기가 있다. 만성적으로 피로한 환자인데도 "제가 운동을 안 해서요. 게을러서 그래요. 내일부터 열심히 할게요"라고 말한다. 그럴 때 "부신피로 환자는 운동하시면 안 돼요"라고 이야기하면 정말 좋아한다. 사람들은 흔히 건강을 회복하려면 운동을 해야 한다고 강박적으로 생각하고 운동을 못하는 자신을 자책한다. 심지어 부신피로 환자인데도 건강해지려면 운동해야 한다며 규칙적인 운동을 무리해서 하는 경우를 볼 수 있다. 운동을 즐기냐고 물어보면 숙제처럼 한다고 대답하는데 이러면 부신 기능 회복이 잘 될 리가 없다. 에너지가 거의 없는 상태인데 운동을 노동처럼 하면 그나마 남은 에너지를 소진하게 된다.

부신피로에서 회복되는 데는 시간이 걸린다. 경미한 부신피로 상태는 6~9개월의 회복 기간이 필요하며, 심각한 부신피로는 1~2년 정도의 회복 기간이 필요하다. 항상 지쳐 있다면 회복은 어려운 도전이 될 수 있다. 부신피로가 심한 사람에게 운동은 신체적인 스트레스 요인으로 작용할 수 있기 때문에 시상하부-뇌하수체-부신으로 이어지는 HPA 기능장애를 악화시킬 수 있다.

그렇다고 운동을 완전히 끊으라는 것은 아니다. 부신피로가 있을 때는 운동량을 줄이고 몸에서 보내는 신호를 잘 파악하면서 피로감을 느낄 때는 쉬어야 한다. 원칙은 움직임은 늘리되 과격한 운동은 줄이는 것이다. 규칙적으로 걷기 운동을 하면 좋은데, 하루 7천~1만 보를 권장한다. 아침에 햇빛을 쬐면서 가볍게 산책하는 것은 우울증에도 좋다. 불안장애일 때는 요가, 명상을 추천한다.

이명 환자는 목표를 세우고 죽어라 노력해서 성취해가는 상황을 벗어나야 한다. 부신 기능 저하형은 대부분 DHEA가 줄어들어 근육이 약하니까 근력강화운동을 힘들지 않을 정도로 하면 좋다. 가벼운 스쿼트를 15회씩 5세트, 플랭크를 1분씩 점점 늘려가면서 하는 것으로 한다. 쉬면서 해도 좋다. 낮은 강도에서 욕심내지 말고 시작해 기분이 나아지는 정도에서 지구력이 개선되었을 때 보통 강도의 운동으로 점진적으로 높여가는 것이면 된다.

뇌에 휴식을 주는
도파민 단식

이명 환자의 대부분은 심한 스트레스 상황을 겪은 적이 있거나 겪고 있다는 공통점이 있다. 뇌에 심한 스트레스가 주어지면 결국 부신도 지치게 만드는 상황으로 이어진다. 교감신경과 부교감신경이 균형을 잘 이루고 있으면 힘을 내야 할 상황에는 에너지를 몰아서 쓰고, 쉬어야 할 상황에는 마음을 편히 가질 수 있다.

긴장하지 않아도 되는 상황에도 교감신경이 항진돼 있으면 쉽게 지치고 에너지가 고갈되기 쉽다. 그럴 땐 스트레스에 노출되지 않는 상황을 만들어야 한다. 그게 어렵다면 스트레스에 노출됐을 때 바로바로 해결할 수 있는 나만의 대책이 있어야 한다. 가벼운 운동이 될 수도 있고, 흥분과 긴장을 내려놓을 수 있는 취미일 수도 있다.

스트레스를 해결할 때 중요한 포인트는 뇌를 쉬게 하고 신체를 릴랙스시키는 것이다. 얼마 전 실리콘밸리에서는 '도파민 단식'이라는 것이 유행했는데, 흥분과 자극에서 멀어지는 기간을 보내면서 일중독을 유발하는 도파민의 분비를 줄이는 것이다.

음식 중독에도 작용하는 도파민

감정을 조절하는 신경전달물질에는 도파민, 세로토닌, 노르에피네프린이 있지만, 그중 식욕에 관여하는 것은 주로 도파민과 세로토닌이다. 도파민은 목표를 성취하고 즐거움을 느끼게 하는 데 중요한 물질이고, 세로토닌은 안정감을 느끼게 하는 물질이다. 도파민이 주로 관여하는 회로는 전두엽, 시상하부이며, 세로토닌은 뇌 전체 영역과 척수를 통해서 작용한다.

음식 중독에 관여하는 신경전달물질은 도파민이다. 음식 중독이 있는 사람의 뇌를 약물 중독이나 알코올 중독이 있는 사람의 뇌와 비교해보면 활성화된 부위가 비슷하다. 중독은 일종의 질환이라고 할 수 있다.

뇌는 여러 가지 정보를 받아들여서 식욕을 조절하는데, 식욕에 영향을 주는 쾌락 요인이 몇 가지가 있다. 친구들과의 관계, 그날의 기분, 분위기 등 사회적 요인이 영향을 미치기도 하고, 보상 심리도 영향을 미친다. 일을 힘들게 하고 집에 들어가면 뭔가 보상받고 싶은 기분에 밤마다 야식을 먹는다는 사람도 있다. 감정적 요인으로 우울하거나 힘들 때도 식욕이 올라가며, 시각, 후각, 맛 등 감각적 자극도 식욕을 불러일으킨다. 이런 모든 것들이 뇌를 자극하면서 식욕을 올린다.

도파민은 혈압 조절, 운동 조절 등에 필요한 신경전달물질이면서 쾌감, 즐거움 등과 관련한 신호를 전달한다. 도파민 분비가 낮으면 움직임이 힘들고 감정 표현이 잘 안 되는 파킨슨병에 걸릴 수도 있지만, 분비가 과다하면 환각을 보는 등 정신분열 증세가 나타나기도 한다. 도파민은 뇌에서 동기, 보상, 쾌락 등에 관여하기 때문에 코카인 중독, 게임 중독 등에도 영향을 줄 수 있다. 뇌가 강렬한 도파민에 휩싸여 거기에 적응하면 다음에는 더 큰 쾌락을 요구하게 된다.

실리콘밸리 천재들을 릴랙스시킨 도파민 단식

미국 샌프란시스코의 정신과 의사인 카메론 세파는 자신의 고객인 실리콘밸리 임원들에게 일명 '도파민 단식'을 권했고, 2019년에는 비즈니스 인맥 사이트인 링크드인에 가이드를 발표했다.

도파민 단식은 한 마디로 자신을 흥분시키고 자극시키는 것으로부터 멀어지는 것이다. 스마트폰, 컴퓨터, 음악, 운동, 성관계, 스킨십은 물론이고 다른 사람과 눈을 맞추지 않고 꼭 필요한 경우를 제외하고는 말도 하지 않는다는 것이 원칙이다. 가능한 모든 감각적 자극을 최소화하는 시간을 보내는 것이다. 이때 식사도 제한하기 때문에 맵고 짠 음식, 술 등의 자극을 삼가야 한다. 도파민은 장에서도 만들어지기 때문이다.

도파민을 강력하게 분비하는 감각적 자극 요인들을 피해 우리의 뇌가 다시 재정비하게 만드는 것이 도파민 단식의 목적이라고 한다. 시각적 자극을 피해 스마트폰은 물론 어떤 종류의 화면도 보지 않으며, 청각적 자극을 피해 음악도 듣지 않는다. 유튜브를 틀어놓고 라디오처럼 듣곤 하는 사람들도 많은데, 이것 역시 끊어야 한다. 미각적 자극을 피해 식사는 가벼운 음식으로 최소한으로 먹고, 촉각 자극을 피해 스킨십이나 섹스는 금지다. 또 가쁜 숨을 쉬며 집중해서 에너지를 써야 하는 고강도의 혹독한 운동을 금한다.

도파민 단식은 중독이나 우울증 치료를 위해 고안된 인지행동 치료(CBT)에서 따온 것이라고 한다. 자극의 절제를 통해 감정과 행동에 변화를 가져오기 위함이다. 이명 환자의 경우에는 간헐적 단식이나 단식모방 5일식을 할 때 도파민 단식을 함께 해주면 따로 시간을 내지 않아도 되니까 좋을 것 같다. 도파민 단식을 하는 동안에는 가벼운 스트레칭, 느릿한 산책, 집중하지 않아도 되는 가벼운 읽을거리 정도로 시간을 보내는 걸 추천한다. 사람의 뇌는 집중하다가도 멍한 상태로 전환해 휴식을 취하는 것이 건강한 상태다. 그런데 요즘에는 쉬는 시간에도 가만히 있지 못하고 스마트폰을 보면서 뇌를 계속해서 자극하고 혹사시키기 때문에 도파민 단식 같은 시도는 평소의 삶을 돌아보게 만드는 효과가 있을 것이라 생각한다.

나를 위한다면
너무 애쓰며 살지 않기

이명 환자들의 성격을 보면 강박 성향을 가진 사람들이 아주 많다. 도전적이고 적극적으로 아주 열심히 일하는 사람들이기 때문에 자신의 분야에서 인정받고 사회적으로도 어느 정도 성취를 이룬 사람들이다. 그런데 이들은 부신의 건강이 빨리 나빠질 가능성이 높다. 목적 지향적인 사람은 뭔가에 도전을 하고 그것이 이루어지지 않으면 스트레스가 된다. 또 그걸 이루려고 노력하는 동안에도 스트레스를 받는다. 이런 성향 자체가 나쁜 것은 아니지만, 뭔가를 이루고 나서도 만족하지 못하고 그 다음 스텝을 밟느라 계속적인 스트레스가 있다는 것이 문제다.

이명 환자는 굉장히 철저하고 예민한 사람들도 많다. 신경질적으로 보이고 직업에서도 완벽하고 꼼꼼하게 세팅돼 있어야 직성이 풀린다. 대충 편하게 사는 걸 못 견디는 듯하다. 검사 결과지를 받아가면 색칠을 해가며 장문의 질문지를 만들어서 다시 들고 오는 사람들이 흔히 있다. 일할 때만 철저한 것이 아니라 매사 모든 일에서 그런 것이다. 이명 치료가 잘 되지 않다 보니 이 병원 저 병원 옮겨다니며 유목민 생활을 하다 지쳐 의학 공부까지 하게 된 것은 이해한다. 그러나 365일 24시간의 대부분을 이렇게 철저하게 산다면 몸은 번아웃될 수밖에 없다.

진료실에서 의사한테 맡겼으면 그냥 믿고 따르면 된다고 환자에게 자주 이야기하곤 한다. 모든 분야에서 모든 걸 다 알고 관장할 필요는 없다. 이런 행동 패턴을 바꿔야 이명이 낫는다는 걸 깨달아야 한다. 아주 중요하고 자신이 책임져야 할 문제는 강한 자극으로 받아들이되, 중요하지 않거나 상대방이 더 잘할 수 있는 것은 신경 끄고 맡길 줄 알아야 한다. 뇌가 쉴 수 있도록 대충 넘어가는 걸 배워야 한다.

스트레스를 스스로 인지하지 못하는 사람들

사람들은 페르소나가 있어서 원래 자신이 가지고 있는 성격과 대인관계에서 나타나는 성격이 다른 경우가 많다. 원래 성격대로 살면 안 된다고 초등학교 때부터 교육을 받았을 수도 있고, 그것이 편리해서 대인관계에 맞는 성격이 개발되기도 한다. 그 성격이 자기 것이라고 생각하고 살아왔지만 자신의 원래 내적인 성격과는 다른 것일 수도 있다. 어떤 사람은 내적으로는 스트레스를 받고 있지만, 외적으로는 그것을 내색하지 않는 것이 자신이라고 생각해

"저는 스트레스가 없어요"라고 말하기도 한다. 자신의 실체를 잘 모르는 것이다.

스트레스를 인지하지 못할 뿐 사실 몸은 스트레스를 받아왔던 경우가 종종 있다. 스트레스를 받아도 괜찮다며 살아온 두뇌와 자율신경이 그런 상태로 오랜 기간 이어져온 경우 생활 패턴의 변화에 어려움을 겪기도 한다. 그럴 때는 원인이야 어찌 됐든 스트레스 상태 그대로 살아가는 인생이 어떨지, 앞으로 어떻게 살아가야 할지 생각해보는 시간을 가지면 좋겠다. 조금만 덜 스트레스 받고 살아갈 방법을 찾아보는 것이다.

스트레스를 인지하고 있지만 그건 당연히 자신이 겪어야 할 일이라고 생각하는 사람들도 치료 효율이 떨어진다. 내 안에서는 스트레스를 표출하고 싶지만 겉으로는 그걸 참으면서 눌러놓고 지나간다면, 그것이 이명의 원인으로 작용하는 비율만큼은 좋아지지 못할 것이다. 자신의 스트레스를 인지하지 못하면 식이습관을 바꾸는 것만으로는 이명이 완전히 나아지지 못한다.

멍 때리며 쉴 시간을 일부러 만들어라

자신의 스트레스를 모르는 사람은 취미로 등산을 한다고 했을 때 5시간, 6시간이 걸리더라도 꼭 정상까지 오르려고 한다. 그렇게 목표에 집착하지 말고 취미생활도 편안한 마음으로 해보자. 10분을 걷다가 앉아서 한참 동안 주변 경치를 구경하고 또 10분을 걷다가 앉아서 한참 동안 지나가는 사람들을 구경하고 하는 식으로 해본다. 그러다가 '이제 돌아가야지' 싶으면 그대로 편하게 돌아올 수 있도록 해야 한다. 취미 생활은 그런 느슨한 패턴이 좋다. 정상에 오르겠다고 목표를 정하지 않아도 좋다.

자신과 공통 주제를 가진 사람과 긍정적인 대화를 나누는 관계를 만드는 것도 바람직한 일이다. 그러나 스트레스가 타인과의 관계, 주변 환경에서 비롯된 것이라면 그것도 굳이 애쓸 필요는 없다. 꼭 뭔가를 해야 한다는 생각으로 접근하지 않아도 된다. '좋아하는 것이니까 잘해야지, 이왕이면 열심히 해야지' 하는 태도는 이명 환자의 치료에 그다지 좋지 않다. 목적이 있는 삶이 익숙하고 생산성에 집착하는 성격이라면 더더욱 그렇다. 한번 생각해 보자. 목적이 없는 사람들은 무언가를 이루거나 성취하지는 못하더라도 그것에 집착하지 않기 때문에 자신은 편안할 수 있다.

스트레스에 지친 뇌를 쉬게 하려면 나만의 스트레스 해소법을 만드는 데에 시간을 좀 할애해도 좋다. 멍 때리는 시간을 정해놓고 아무것도 하지 않는 휴식 시간을 가져야 한다. 하루에 30분만 해도 좋다. TV, 음악, 유튜브 등을 모두 꺼놓고 디지털 디톡스를 하는 것은 기본이다. 아침에 일어나면 베란다에 의자를 놓고 햇빛을 쬐면서 먼 산, 먼 하늘을 바라보는 것도 좋다. 일명 '멍 때리기'를 잘하는 사람이 창조적 순간을 경험하는 경우도 많다. 멍 때리는 동안 무의식 속에서 과거의 정보들이 모여 정리되면서 이전에 생각지도 못했던 아이디어가 순간적으로 튀어나오기 때문이다.

아니면 신체를 릴랙스하는 데에 집중해 스트레칭을 하거나 안마, 족욕, 마사지, 샤워 등을 천천히 즐겨도 좋다. 퇴근 후에 폼롤러 위에 누워서 신체 밸런스를 맞추면서 온몸에 힘을 빼고 10분만 누워 있어도 좋다. '근막 마사지를 해야 한다', '운동을 해야 한다'고 생각하면서 초조해하지 말고 그저 아무것도 안 하고 편안하게 누워 있어 보자. 너무 애쓰지 말고 살아보자.

Check _ 하루에 딱 한 번만 이명 상태 체크하기

스트레스가 많은 사람들은 집착이 많다. 사소한 부분에 자꾸 신경을 많이 쓰면 증상이 나빠진다. 하루종일 매시간 이명이 어떤지 체크하지 말고 하루에 딱 한 번 일기 쓰듯이 여기에 적고 그 다음엔 잊어버리자.

날짜	오늘 하루 이명의 강도는? (0~10 중에서)	어떤 소리가 들렸나요?

날짜	오늘 하루 이명의 강도는? (0~10 중에서)	어떤 소리가 들렸나요?

날짜	오늘 하루 이명의 강도는? (0~10 중에서)	어떤 소리가 들렸나요?

북큐레이션 • 평생 건강하게 살고 싶은 이들을 위한 책

《이명이 사라지는 순간》과 함께 읽으면 좋은 책, 바쁜 삶 속에서도 내 시간을 더 즐기고 건강하게 살기 위해 관리하는 당신을 응원합니다.

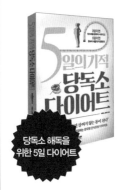

당독소 해독을
위한 5일 다이어트

5일의 기적 당독소 다이어트

박명규, 김혜연 지음 | 14,500원

**비만과 대사질환을 한 번에 해결하는
'한국형 단식모방 다이어트'**

다이어트는 왜 이렇게 힘들까? 우리는 일상에서 필요한 에너지를 얻기 위해 음식을 먹는다. 그런데 이 에너지 대사에 이상이 생기면 '정말로' 물만 먹어도 살이 찌는 체질이 될 수 있다. 이런 대사 이상이 계속되면 아무리 운동해도 살이 안 빠지는 몸이 되는 것이다. 이 책은 5일 동안 근육 손실 없이 체지방 감량 효과를 누릴 수 있는 '당독소 해독 다이어트'를 소개하고 있다. 하루에 800kcal로 제한해서 먹는 것을 기본으로 하는데, 이로써 우리 몸은 굶지 않고 있는데도 마치 단식하고 있는 것과 똑같은 효과를 누릴 수 있다. 5일이 지나면 평균 2~2.5kg가 기본적으로 빠지고 최대 8kg까지도 체중 감량 효과를 볼 수 있다.

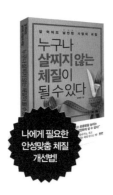

나에게 필요한
안성맞춤 체질
개선법!

누구나 살찌지 않는 체질이 될 수 있다

김혜연 지음 | 14,000원

**"칼로리를 줄이고 운동량을 늘리는 것만으로는
평생 날씬하게 살 수 없다!"**

운동, 음식 조절로는 다이어트에 성공하지 못하는 이유, 15년 이상 비만 환자들을 치료한 전문의인 저자는 살찌는 원인이 '대사 이상'이기 때문이라고 말한다. 이 대사 이상을 모른다면 아무리 다이어트를 해도 살이 잘 빠지지 않는다는 것. 저자는 '대사 이상'이라는 말이 어렵게 느껴지는 독자를 위해 이 책에서 '체질'이라는 말로 바꾸어 소개하고, 몸속 밸런스를 찾는 법을 쉽게 이해할 수 있게 설명한다. 몸속에서 일어나는 대사 이상 증상을 파악하고 체질을 바꾸면 누구나 잘 먹어도 살찌지 않는 체질을 만들 수 있다.

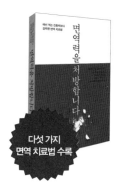

다섯 가지
면역 치료법 수록

면역력을 처방합니다

정가영 지음 | 16,000원

오늘도 약만 챙기시나요?
매번 먹는 진통제보다 강력한 면역 치료법

'몸살감기', '입병', '변비' 등 '언젠가는 낫겠지' 하면서 오늘도 무심하게 지나치는 생활 속 질환들. 바로 이 질환들이 내 몸에 있는 면역력이 약해져서 세포들이 다급하게 보내는 SOS다! 이 신호를 무시하면 결국 병이 좋아하는 몸이 되어 치명적인 질병이 찾아오게 된다. 이러한 치명적인 병들을 막아주는 든든한 지원군이 있다. 바로 우리 몸에서 열심히 일하고 있는 면역세포들이다. 이 책은 면역력이 더욱 강력해질 수 있는 영양분, 스트레스 관리법, 피해야 할 인공 화학물질 등을 기능의학의 관점에서 소개한다. 이 책을 읽으면 병에 걸리기 전에 미리 건강을 챙겨 몸의 밸런스를 맞추는 현명한 사람이 될 수 있을 것이다.

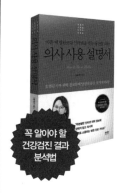

꼭 알아야 할
건강검진 결과
분석법

의사사용설명서

황세원 지음 | 14,500원

몸이 안 좋아서 걱정은 되는데
괜히 병원 가기 싫다면 이 책을 읽어라!

이 책은 병원과 친하지 않은 모든 사람을 위해 병원과 의사를 똑똑하게 사용할 수 있는 방법을 알려준다. 또한 매번 받는 국가건강검진을 잘 활용할 것을 권하면서, 검진 후 결과지를 보고 반드시 체크해야 할 점들을 정리해서 설명한다. 그리고 실제 진료 현장에서 환자들이 자주 하는 질문과 헷갈리는 의학 상식을 명쾌하게 풀어냈다. 이젠 병원에 가는 것을 두려워하지 말자! 의사에게 진료를 받을지 말지 고민하지 말자! 이 책을 통해 내 건강을 지킬 수 있도록 도와주는 의사와 친해지길 바란다.